I0438409

La Casa Enferma

Energías telúricas y salud

- Biblioteca ConCiencia -

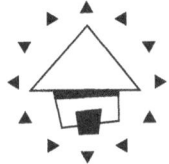

La Casa Enferma
Energías telúricas y salud

Carlos M. Requejo

Prólogo de Mariano Bueno

toExcel
New York   San Jose   Lincoln   Shanghai

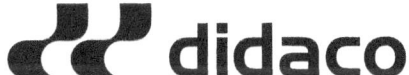

La Casa Enferma
Energías Telúricas y Salud

Published by toExcel, an imprint of iUniverse.com, Inc.
By arrangement with Didaco S.A

For information address:
iUniverse.com, Inc.
620 North 48th Street
Suite 201
Lincoln, NE 68504-3467
www.iUniverse.com

ISBN: 1-58348-406-X

Printed in the United States of America

Dedicatoria
A mis hijos
Tania, Gala y Miguel
de los que estoy muy orgulloso
y que son mi mejor obra.

Agradecimientos
En primer lugar a Mariano Bueno
que me inició en la geobiología y
me hace el honor de prologar este libro.
Gracias a Sebastià D'Arbó por la difusión a través
de las ondas, de las fuerzas ocultas de la Tierra.
A Diego Segura y el Taller Siete que me abrieron
las puertas para descubrir la ecología interna,
y a tantos amigos y maestros que me
ayudaron a percibir la conciencia planetaria.

■ Índice

■ Prólogo

Vivienda y salud son realidades estrechamente vinculadas, bien podemos hablar de viviendas saludables para sus moradores y de viviendas enfermantes. Quién ha vivido en su piel los efectos de las geopatologías, no le cabe la menor duda. En cambio la mayoría prefiere seguir ignorando el tema o tacharlo de poco serio.

Mientras no fueron visibles los microbios, no se podía sospechar su existencia, ni los médicos tomaban medidas de esterilización. Miles de personas murieron contagiadas porque el médico no se lavaba las manos. Hoy es inconcebible que un cirujano opere sin esterilizar su instrumental. Esta conciencia de peligro por la falta de higiene, se la debemos al conocimiento de los gérmenes patógenos, descubiertos gracias al microscopio.

La conciencia de peligros ocultos a nuestros sentidos ordinarios no termina ahí, hoy sabemos que insignificantes partículas tóxicas, como dioxinas, arsénico, plomo, conllevan perniciosos efectos para nuestra salud. Día a día tomamos conciencia, angustiados, del frágil equilibrio que hace posible la vida sobre la Tierra. Nos sentimos amenazados ante la destrucción de la capa de ozono, la contaminación del aire, las aguas y los alimentos, y la conclusión es desalentadora. Una actitud mental positiva debe impulsarnos a tomar iniciativas, modificar hábitos y eliminar factores de riesgo en nuestro entorno.

La relación dieta-salud es un hecho aceptado. Una alimentación desequilibrada alterará el equilibrio celular. Por otro lado la relación estrés-salud es algo probado, las personas relajadas, con actitud mental positiva y que sonríen a la vida, padecen menos trastornos orgánicos o psicológicos. La influencia de la mente sobre el cuerpo, así como del cuerpo sobre la mente es ya incuestionable.

Aceptados los postulados psicosomáticos en la génesis de innumerables enfermedades, nos preguntamos ¿existen acaso otros factores que escapan a nuestra percepción y que condicionan nuestra existencia?

A esta pregunta responde la geobiología informándonos de la presencia de fuertes radiaciones procedentes del subsuelo, que pueden desequilibrarnos física o psíquicamente, induciendo el padecimiento de dolores articulares, insomnio, cefaleas, alergias e incluso degeneración celular o cáncer. También se constata que la existencia de una línea de alta tensión cerca de nuestra casa, un transformador o una incorrecta instalación eléctrica en nuestra vivienda pueden causar desarreglos del sistema nervioso e inmunitario, aumentando la probabilidad de padecer una leucemia o tumor cerebral.

De ningún modo los factores de riesgo estudiados por la geobiología pueden considerarse enfermedades en sí mismos. Pero en la práctica se observa que inducen desequilibrios suficientemente graves para provocarnos dolencias o impedirnos hacerles frente. Al mismo tiempo descubrimos la positiva influencia de las zonas armónicas o neutras, observando la desaparición de antiguas molestias, la mejoría en enfermedades crónicas, así como la rápida curación de traumatismos recientes. Todo ello por el solo hecho de buscar "el buen sitio" y permanecer en un lugar favorable, armónico, exento de fuertes radiaciones telúricas o eléctricas. Los hechos hablan por si sólos, el lugar de descanso -la cama- así como el sitio de estudio o trabajo, resultan de vital trascendencia.

El libro que tienes en tus manos expone de forma sintética los amplios conocimientos de la geobiología, como medicina del hábitat, y ofrece información práctica para reconocer si una vivienda es saludable, o por el contrario está siendo un factor de desequilibrios físicos y mentales.

Desde estas líneas, felicito al buen amigo Carlos Requejo, por su labor divulgativa y deseo que este libro ayude a hallar el "buen sitio", factor clave, a menudo ignorado, de equilibrio, salud y felicidad plenas.

Mariano Bueno i Bosch
Experto en Geobiología, Bioconstrucción y Agricultura Ecológica Fundador de la Asociación de Estudios Geobiológicos GEA Autor de los libros *Vivir en casa sana, El gran libro de la casa sana y Fluir con la vida*

La casa enferma

Casas cáncer

Consideramos nuestra casa como un lugar seguro, por lo tanto, decir que puede ser causa de enfermedades parece inaceptable a los ojos de la ciencia. Sin embargo, la observación cotidiana del geobiólogo demuestra que, frecuentemente, tenemos el enemigo en casa.

La geobiología* estudia las relaciones entre la salud y el sitio donde vivimos; hoy la medicina preventiva afirma que los factores ambientales son determinantes para la salud. Podemos decir sin lugar a duda que nuestra salud está ligada a la casa donde vivimos, y muy concretamente al lugar donde dormimos cada noche.

Puede parecer un arte adivinatorio cuando un geobiólogo, en la investigación geofísica de una casa enferma, detecta un punto concreto del dormitorio que está situado a la altura del pecho del durmiente. Al preguntar si la persona tiene bronquitis u otra patología respiratoria, el cliente sorprendido contesta: *¿Cómo lo sabe? Mi padre ha sufrido siempre del pulmón.*

En la primera mitad de siglo, el reconocido zahorí francés, el abate Alexis Mermet, pionero de la radiestesia* médica, afirmaba que las corrientes de agua subterráneas pueden dañar a la salud. Pues estas radiaciones procedentes del substrato geológico penetran verticalmente, de piso en piso, afectando a la salud y privando del sueño profundo y reparador. Y hoy sabemos que dormir en un mal sitio, contaminado por energías invisibles, puede ser la causa necesaria y suficiente para tener, a menudo, un mal sueño. Podemos vivir literalmente en una casa de pesadilla y generar, a medio y largo plazo, graves enfermedades psi-

Mariano Bueno afirma en su libro *Vivir en casa sana* "Dime donde vives y te diré lo que padeces"

* ver glosario

Figura 1
Un punto geopatógeno sobre el pecho

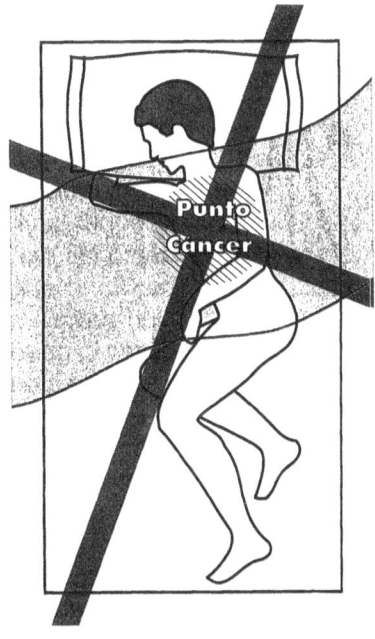

Existe una clara relación geográfica entre enfermedades degenerativas y radiaciones del subsuelo

Mc Lennan comprobó que la concentración iónica y el potencial eléctrico del aire se alteraban sobre acuíferos

Figura 2
*Electrómetro
A descargado,
B cargado*

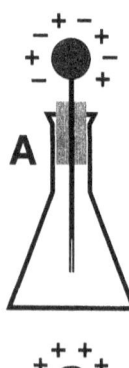

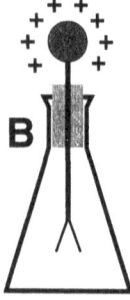

cofísicas, incluso esclerosis, leucemia o cáncer en algunos años. Calificar una casa como un lugar cancerígeno*, coloquialmente una "casa cáncer", puede parecer carente de fundamento científico pero, desde hace más de sesenta años, existen suficientes investigaciones que lo demuestran sin lugar a dudas.

Rayos de la tierra

Estos "rayos de la tierra", como son llamados en Alemania, son conocidos desde la más remota antigüedad, y afectan a los cultivos, a los vinos y los quesos y también al ganado. Pero en los tiempos modernos, son el premio Nobel de física Sir Henry Rutherford y el astrofísico Mc Lennan quienes redescubren, en 1903, la existencia de radiaciones naturales muy penetrantes, energías de origen cósmico y también telúrico.

La relación entre radiaciones del subsuelo y cáncer fue puesta de relieve por Winzer y Melzer en los años veinte, con una investigación realizada en Stuttgart. Segmentando los distritos de la ciudad en función de la incidencia de cáncer, en contra de lo esperado, no hallaron relación con la composición geológica del subsuelo. Sin embargo observaron un gran aumento de la tasa de cáncer en los distritos situados sobre las grandes fallas.

El concepto de casas cáncer fue definido por las investigaciones del barón Von Pohl. Este aristócrata alemán realizó un estudio científico de las radiaciones procedentes del subsuelo y el riesgo de contraer cáncer. Su conclusión es que las radiaciones telúricas* son un factor que puede inducir enfermedades degenerativas a las personas que viven en la vertical de la anomalía geofísica. Su investigación se desarrolla en 1929, en la población bávara de Vilsbiburg, con apenas 3.300 habitantes. Como experto radiestesista realiza un estudio del subsuelo, y refleja en un plano a escala 1:1000 las corrientes de agua subterránea. Esta investigación se realiza bajo la supervisión de otros científicos. De manera independiente, el Dr. Bernhuber, médico municipal, situó en otro plano las casas donde se habían dado casos de cáncer en los últimos años, según los certificados de defunción. La comparación de ambos planos fue relevante, el estudio de Gustav Von Pohl muestra unos resultados estadísticos concluyentes. Prácticamente todos los casos de cáncer ocurridos en Vilsbiburg están sobre la vertical de corrientes de agua subterránea. De esta investigación se levantó acta notarial y su tesis fue publicada por el Comité Central para la Investigación del Cáncer de Berlín.

Otra investigación realizada con la colaboración del Dr. Hager, presidente de la Asociación Científica de Médicos de Sttetin, estudió más de 5.000 casos de cáncer entre 1910 y 1931, observando que en sólo 5 casas se habían producido 190 casos de cáncer en 21 años. Auténticas casas cáncer, todas ellas en la vertical de una vena de agua subterránea. Von Pohl desarrolló investigaciones en Stettin, Grafenau y Dachau confirmando su hipótesis inicial con pruebas irrefutables sobre la existencia de casas cáncer.

Por esas fechas, el ingeniero francés Pierre Cody estudia de manera sistemática, durante siete años, algo más de 7.000 camas cáncer y pone de relieve la relación entre radiaciones ionizantes del subsuelo y cáncer. Sus mediciones de iones positivos en el aire, realizadas con un electrómetro de precisión Elster&Geitel, encuentran una concentración de iones 10 veces superior a la normal. La radiación del subsuelo surge vertical y aparece siempre sobre venas de agua o fallas geológicas. Cody corroboró el origen radiactivo de estas radiaciones, utilizando placas radiográficas, con aislamiento de plomo que permitía pasar sólo las radiaciones procedentes del

Von Pohl detalla su experiencia en el libro Las radiaciones terrestres, factor causante de las enfermedades y del cáncer, *pero no recibió de los especialistas la aceptación que esperaba*

Figura 3
Plano de Moulins

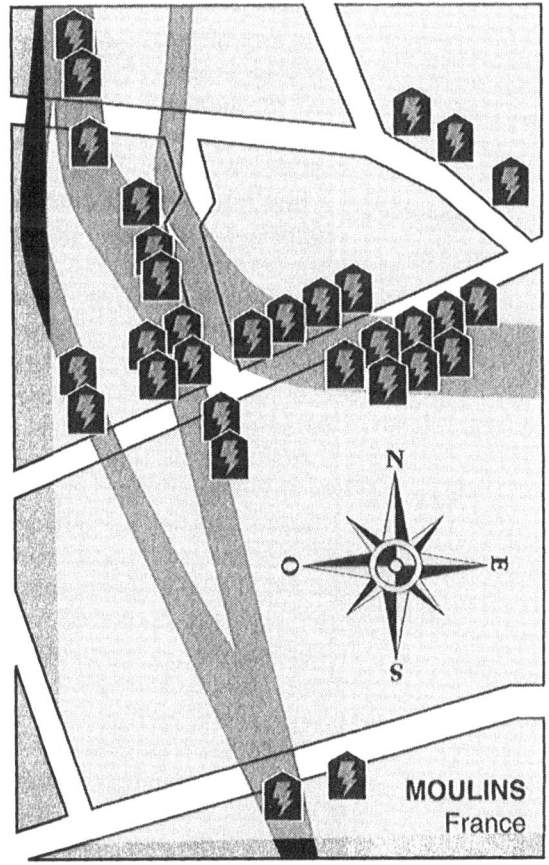

Cody fue el primero en relacionar radón y cáncer de pulmón, aunque hubo de esperar cincuenta años para ser reconocido

subsuelo. Posteriormente, en Francia, el Dr. Picard confirmó las investigaciones de Von Pohl y obtuvo similares resultados en su investigación en la localidad francesa de Moulins tras estudiar 282 muertes por cáncer. Como se observa en el plano, los casos se concentran en su mayoría en las casas situadas sobre las venas de agua detectadas.

Geopatías*, la casa enferma

Hay edificios que transmiten, sin causa aparente, sensaciones de agobio, opresión y angustia, hasta el extremo de tener que huir de ellos. En cambio, en ciertas casas se percibe una sensación de armonía y confort, se respira un ambiente sano y acogedor que invita al relax.

La aparición de insomnio y ansiedad es, con frecuencia, el primer indicador del estrés electromagnético causado por energías telúricas. Si hemos cambiado de casa recientemente y notamos que nos levantamos con pesadez, agotamiento y cefaleas frecuentes, más cansados que al acostarnos y con la sensación de haber dormido mal, posiblemente hayamos elegido un mal sitio para vivir.

No es extraño oír decir "No puedo pegar ojo desde que me cambié de casa, no sé qué me pasa"

Son múltiples los efectos biológicos observables. Por ejemplo, la radiación telúrica* presente en nuestro dormitorio o lugar de trabajo puede favorecer, incluso a corto plazo, la aparición de corrientes galvánicas en el medio bucal, destruir las amalgamas* dentales y producir una lenta intoxicación por mercurio. Los electrolitos presentes en la saliva también pueden atacar el esmalte dental e inducir procesos de caries.

Hoy, gracias a la geobiología científica, y a partir de las investigaciones del Dr. Hartmann en Alemania (Universidad de Heildeberg), sabemos que una persona con la cama situada sobre una corriente de agua subterránea sufre la influencia de importantes energías cosmotelúricas* que dañan su organismo. Es lo que llamamos una geopatía*, una concentración de radiaciones nocivas que se observa en esos sitios que tradicionalmente han sido lugares malditos.

La geopatía puede aún ser más grave si vivimos en la vertical de una falla o fractura de la corteza terrestre; aquí la emisión de radiaciones puede ser lo suficientemente grave para generar cáncer o anomalías genéticas en sólo

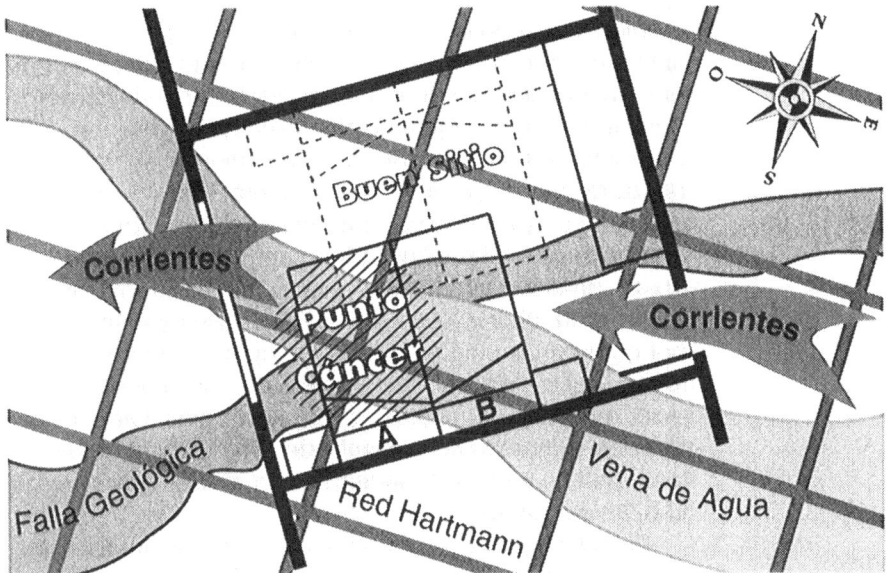

Figura 4
Cruce telúrico
donde concurren
diversas
geopatías

dos o tres años. Estas fuerzas ocultas de la tierra, como una maldición, conducen a la desvitalización, debilitan nuestro sistema inmunitario y abren la puerta a múltiples enfermedades físicas y psíquicas. Actualmente, estas anomalías geofísicas de la naturaleza, esas radiaciones cosmotelúricas que concurren en el mal sitio, pueden ver amplificados sus efectos sobre el ser humano, a causa del factor que llamamos sinergia*. Esto sucede si nuestra casa se encuentra afectada por patologías tecnológicas, tecnopatías*, principalmente a causa de la contaminación invisible por ondas electromagnéticas de líneas eléctricas de alta y baja tensión o de electrodomésticos.

Desde hace años, el Instituto Guxens de Kinesiología*, Nutrición y Geobiología, de Barcelona, realiza investigaciones clínicas sobre geopatías. Diagnostica, mediante test kinesiológicos, la presencia de geopatías. Y constata el efecto patógeno de los campos electromagnéticos artificiales que, con frecuencia, concurren en el mismo lugar, como describimos en nuestro libro *Estrés de Alta Tensión* en esta misma colección.

La kinesiología permite, mediante sucesivos test, identificar el órgano afectado y el tipo de geopatía. Las geopatías son confirmadas por un geobiólogo en el domicilio del paciente. La investigaciones en kinesiología

La tesis del Dr Guxens, Enfermedades causadas por geopatías, publicada en Barcelona en 1995, establece la relación causa-efecto entre enfermedades y geopatías

17

médica muestran que una geopatía puede producir estos síntomas: trastornos psicosomáticos como estrés, insomnio y anomalías del sueño, desequilibrio nervioso, pérdidas de memoria, agotamiento psicofísico (astenia), falta de apetito (anorexia nerviosa), alteraciones de la temperatura de la piel y/o del cuerpo, alteraciones de la visión cromática (percepción de los colores rojo-verde). Alteraciones de las constantes sanguíneas con cambios en la presión, variaciones de la cantidad de grasas (colesterol), alteraciones de los electrólitos y disminución del número de plaquetas (plaquetopenia). También aparecen trastornos cardíacos, renales, gastrointestinales, dolor muscular y articular, artrosis y alergias. Otras investigaciones indican un aumento de la incidencia de leucemia, cáncer y enfermedades autoinmunes* relacionadas con las geopatías.

La investigación en geobiología, a partir de las experiencias del Dr. Hartmann y especialmente de Mariano Bueno en España, ha permitido al autor identificar muchos entornos geopatógenos* en Asturias, León, Cataluña, al igual que en la Rioja o Madrid. Entornos con geopatías, a veces auténticas casas cáncer, que han podido ser sanadas reubicando los espacios de dormir y trabajar en el buen sitio o con sencillas medidas de protección. La experiencia de más de veinticinco años en arquitectura y diseño ambiental lleva al autor junto a un equipo de expertos a fundar CCA, Control de Calidad Ambiental, un gabinete multidisciplinar que propone la auditoría microambiental para lograr espacios habitables, ecológicos y armónicos para el ser humano. Su finalidad es identificar y corregir las patologías ambientales, o domopatías. Las investigaciones constatan el creciente impacto de las patologías del hábitat en la salud humana, observándose que después de los hábitos de vida personales, el factor ambiental se configura como el primer factor de salud, como propone hoy día la medicina preventiva.

Figura 5
Ambulancia ambiental.

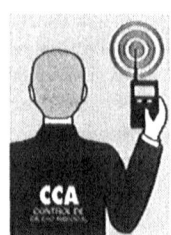

■ Geobiología
Medicina del hábitat

1. Raíces milenarias

Tradición de Oriente y Occidente

Hipócrates, padre de la medicina, hacia el 450 a.C. escribe un tratado *Sobre los aires, las aguas y los lugares*, sobre los lugares benéficos. Recomienda considerar las causas externas que influyen en la salud y adaptar la dieta y el tratamiento al modo de vida, la edad y la constitución de la persona. Hipócrates, bajo el árbol de Cos, tiene en cuenta los astros, la estación, los vientos y el tiempo atmosférico, y considera la situación geográfica, la composición de las aguas y del suelo sobre el que se sitúa la casa, hace ya casi 2.500 años.

La Grecia clásica, que escuchaba en Delfos el oráculo de las pitonisas, ha sido la puerta de Asia hacia Europa, por donde han penetrado todas las tradiciones orientales, procedentes de los asirios, caldeos y babilonios. A través de Grecia, Europa importa productos y conocimientos de Persia, India, Tibet y aún de la lejana Mongolia y China, de donde nos ha llegado la imprenta, la pólvora y la brújula, gracias a la ruta de la seda. El arte geomántico del *feng'shui*, practicado en la antigua China, surge de tradiciones de más de 7.000 años. El *feng'shui* estudia la energía o *'chi* de la tierra y las relaciones energéticas del hábitat humano, la casa y la ciudad, con el clima y el entorno. Se evita construir viviendas sobre las zonas geopáticas* del terreno, a causa de fallas geológicas o venas de agua subterránea, llamadas Venas del Dragón.

Los geomantes chinos, como los lamas tibetanos, investigaban, a través del *feng'shui,* las fuerzas ocultas de la tierra, estudiando las relaciones del ser humano con las energías cosmotelúricas. Radiaciones invisibles que emanan del sustrato geológico y, como rayos invisibles, inte-

Figura 6
Las Venas del Dragón son corrientes energéticas subterráneas causantes de geopatías

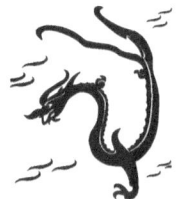

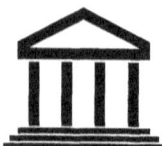

Figura 7
El templo griego expresa el canon

Las Salidas de los Demonios son puntos singulares del terreno donde se observan altas radiaciones procedentes del subsuelo, con efectos patógenos sobre los seres vivos

Hoy sabemos que los corderos son muy suscepti- bles a las patolo- gías telúricas o geopatías, y el primer órgano en acusarlo suele ser el hígado, donde se acumulan las toxinas

raccionan con la atmósfera y el cosmos. El suelo era exa- minado antes de construir, porque sabían que podía ser causa de enfermedades a largo plazo.

La escuela china del *feng'shui,* que literalmente signifi- ca viento-agua, o sea lo fluido, se refiere al estudio tradi- cional de todo lo que fluye, sea visible o invisible, o sea la energía y su interacción con el hábitat humano. Grandes personajes como el emperador Yu de la dinastía Hsia, 2.200 años a. C., practicaban la radiestesia para localizar fuentes, yacimientos mineros y el buen sitio para vivir. El *feng'shui* es aplicado hoy día por prestigiosos arquitectos en el diseño de imponentes rascacielos, como la sede del Banco de Shanghai y Hong Kong.

Los chinos llaman a estos lugares malditos, Salidas de los Demonios. Son lugares muy geopatógenos, puntos de la corteza terrestre donde concurren dos o más causas de geopatías, una alta concentración de energía, que cau- san lo que llamamos un punto cáncer.

Todos los pueblos antiguos han concedido una gran importancia a la situación y orientación de los edificios, que siempre estaban en lugares singulares y exactamen- te orientados, o sea mirando al Oriente u orto solar (el Este), como vemos en las pagodas, mezquitas y templos de todas las culturas. Los egipcios, hace miles de años, conocían bien los efectos del telurismo y la energía de las formas*, como podemos ver en Luxor, Karnak o en las grandes Pirámides de Gizeh, monumentos ubicados en un lugar geodésico* preciso y exactamente orientados con el Norte geográfico. Tanto la Acrópolis griega como el templo de Delfos están situados en un entorno maravillo- so, siempre muy singular a nivel geológico.

Los romanos estudiaban con mucho detalle la ubica- ción de sus asentamientos, incluso un campamento mili- tar, y su forma respondía a una pauta precisa, con sus lados orientados a los cuatro puntos cardinales. El lugar era elegido dejando pastar sus rebaños de ovejas en el terreno elegido al menos durante un año. El análisis del hígado de los animales, realizado por el augur, mostraba si el lugar era propicio y saludable para la vida humana.

Los pueblos americanos como los mayas, los toltecas, los incas, los hopis y los sioux conocían estas energías de la tierra y las utilizaban en la construcción de sus asentamientos, como atestiguan las magníficas ruinas de Tula, Yucatán, Cuzco o Tiahuanaco. Los ensambles de las piedras muestran una técnica constructiva insuperable. Han resistido miles de seísmos, lo que muestra hasta qué punto conocían las fuerzas ocultas de la tierra. Los abundantes monumentos megalíticos y pirámides americanas están situados en lugares de altas energías telúricas.

Estas tradiciones siguen vivas entre los tuaregs* del Sáhara, la raza berebere descendiente de nuestros antepasados íberos, cuyas huellas llegan desde Tartessos hasta el País Vasco. Como muchos pastores trashumantes y nómadas, los hombres azules del desierto viven en comunión con la naturaleza, siguiendo los ciclos solares y lunares. Desde siempre, los tuaregs observan donde se acuestan sus perros al anochecer, a fin de plantar las tiendas en el buen sitio libre de las fuerzas telúricas.

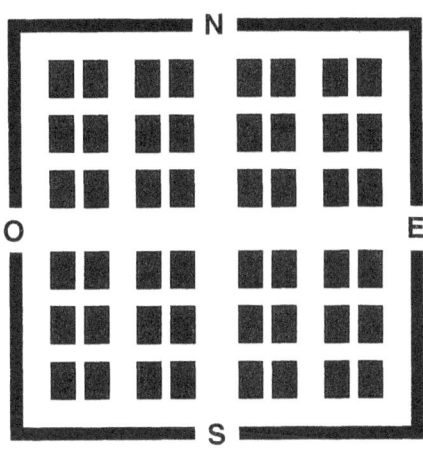

Figura 8
Campamento tipo de una legión romana

El arte de la radiestesia

La vara de Aarón, alumbrando la fuente que mana de la roca, puede ser la primera referencia histórica para los modernos buscadores de agua. La sensibilidad a las radiaciones se conoce desde los orígenes de la humanidad, una habilidad cultivada por mineros, chamanes, alquimistas y sacerdotes. Desde la antigüedad los seres humanos han intentado conocer las entrañas de la tierra para extraer el plomo, el cobre, el antimonio, el cinc y el hierro, elementos vitales para fabricar herramientas, cañones y otras armas, y también obtener la fortuna al descubrir yacimientos de piedras preciosas, plata y oro.

La cultura de los magos sumerios y caldeos nos muestra el prestigio de las artes adivinatorias, que llevaba su práctica a los templos y a la corte. La metalurgia está ligada a las técnicas mágicas de los mineros para encontrar el filón metalífero. La rabdomancia*, con la varita de sauce, fue extensamente practicada por los griegos, instruidos por los escitas. El propio Pitágoras poseía un

Estas tradiciones se han perdido ante el avance de la ciencia, pero muchos de sus conocimientos perviven en esas bibliotecas de piedra que son las catedrales

La palabra rabdomancia se ha substituido por el concepto más moderno de radiestesia, o sensibilidad a las radiaciones.

fémur de oro que le permitía conocer el pasado y profetizar, según Heródoto. Los germanos, dice Tácito, practicaban la adivinación con varitas de madera al igual que los druidas. Como los lamas, los brahmanes de la India usaban la varilla adivinatoria. Los augures, expertos zahoríes, precedían a las legiones romanas y eran los responsables del alumbramiento de manantiales donde aprovisionar las tropas y de muchas fuentes termales, a las que eran tan aficionados los pretores.

Grandes personajes han practicado públicamente las artes de la rabdomancia, como Vasile Valentín, alquimista benedictino que describe el uso de la vara adivinatoria. Conocemos a Isaac Newton, el padre de la física por su obra *Principiæ mathematicæ*, pero generalmente ignoramos que publicó más de mil obras dedicadas a las artes mágicas, especialmente la rabdomancia y la alquimia.

*Figura 9
Xilografía de
Agrícola.*

A principios del siglo, un ingeniero de minas, Herbert C. Hoover, futuro presidente de los EE.UU., dedica con su esposa largos años a traducir del latín al inglés la obra *De re metallica* publicada en el siglo XIV por el médico alemán Georg Bauer, más conocido como *Georgius Agrícola*, al latinizar su nombre. Como médico de un campamento minero, Agrícola recopila en esta obra todo el saber de la minería de su tiempo. Agrícola nos muestra, con magníficas xilografías, a zahoríes que manejan las varillas ahorquilladas sobre las venas metálicas. Describe una exhalación seca y cálida sobre las venas que impide la formación de escarcha.

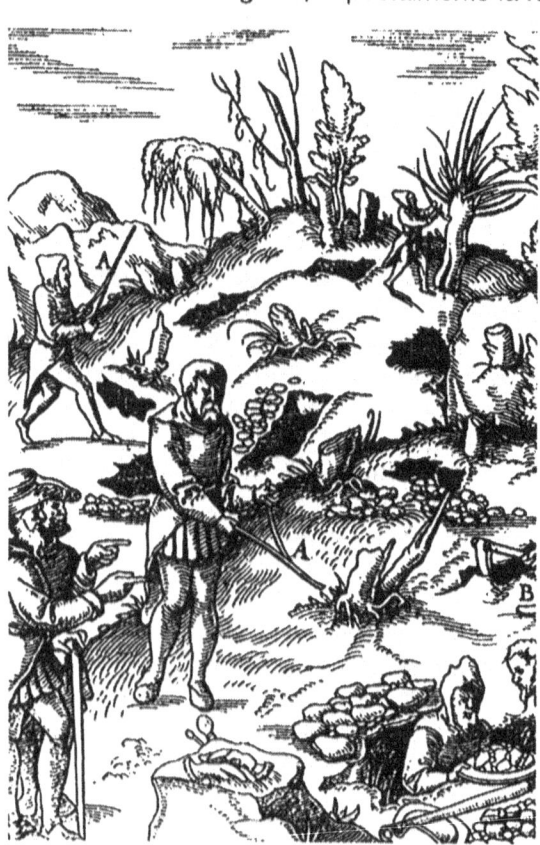

22

No vamos a referirnos aquí a los intentos de explicación científica de la radiestesia, porque necesitaríamos un libro entero. Desoyendo a Paracelso y Lutero que, como la Inquisición, condenaron la vara adivinatoria por falsas razones religiosas, el propio Goethe se interesó por el fenómeno radiestésico, como se relata en el Fausto. En el siglo XIX, científicos de la talla de Luigi Galvani, descubridor de las corrientes biológicas de la excitación nerviosa y muscular, investigó los mecanismos de la radiestesia en franca oposición con las teorías de Alessandro Volta.

El prestigioso físico francés Ives Rocard, como antes Max Planck, dedica veinticinco años de su vida a investigar la esencia de la radiestesia que desarrolla en diversas obras. En su más reciente obra *La science et les sourciers*, aborda con pleno rigor científico el tema del biomagnetismo y la percepción del zahorí e intenta descifrar los mecanismos de la respuesta biomagnética.

Como Mermet, hijo y nieto de zahoríes, multitud de monjes y sacerdotes han practicado la radiestesia, rechazando las acusaciones de brujería. Hemos tenido la suerte de conocer al padre Pilón, sacerdote jesuíta, capaz de usar su péndulo, en el silencio de su celda, para localizar a distancia personas u objetos desaparecidos, en colaboración con la policía española y la Interpol.

En Rusia, el ministerio de geología utiliza la radiestesia de manera oficial, como el método más fiable. Se usa con éxito para la investigación geofísica, ingeniería biológica o la búsqueda de averías en complejos industriales.

Se ha utilizado frecuentemente en arqueología, hidrogeología y prospección minera en Siberia detectando yacimientos de petróleo, plomo, cobre, mercurio, plata, oro y platino con errores del 10-20%, menores que con los instrumentos electrónicos usuales en prospección geológica. El reconocimiento oficial se debe a los grandes éxitos mineros.

En la Universidad Politécnica de Tomsk, el profesor Bakirev enseña radiestesia desde 1973. Asimismo, el presidente de la Academia de Ciencias, Alexander P. Dubrov, investigador en biofísica, es un reputado biólogo y radiestesista. La escuela rusa de radiestesia es partidaria de la teoría biofísica y prefiere denominarla biolocalización o localización por medios biológicos

Esta energía o radiación telúrica, que atrae la varilla o péndulo del zahorí, se denomina modernamente influencia eléctrica o magnética según evoluciona el conocimiento científico

Como Mermet o Pilón, el hermano Emilio Castro, lego de La Salle, ha alumbrado pozos que abastecen misiones lasalianas en Colombia o Mozambique

23

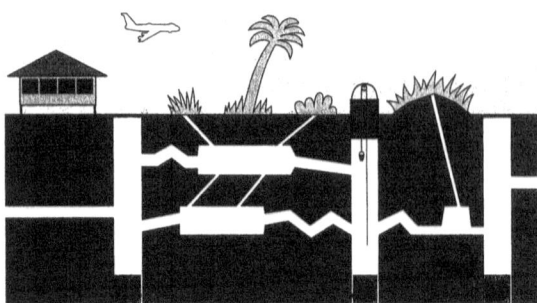

Figura 10
Galerías y
trampas de
un poblado del
vietcong

Debemos considerar que la habilidad radiestésica, lejos de lo paranormal, es un fenómeno natural y la mayoría de personas es capaz de desarrollarla con un adecuado entrenamiento. Cristopher Bird cita como, en la guerra de Vietnam, muchos marines de los Estados Unidos aprendieron a detectar minas y trampas del *vietcong*, salvando miles de vidas, aunque nunca obtuvo reconocimiento oficial del Pentágono. En la base de Quantico fueron entrenados por el topógrafo Louis Matacia, asesor del Cuerpo de Infantería de Marina, en muy breve tiempo. Ante la mirada incrédula de muchos oficiales, como experto zahorí, adiestró a muchos soldados para descubrir, con sus varillas, túneles, refugios secretos, trincheras, objetos enterrados y todo tipo de trampas subterráneas.

La radiestesia es un hecho indiscutible, existe, aunque la explicación científica acerca de los mecanismos del fenómeno no sea plenamente aceptada. Para el que quiera profundizar en el apasionante tema de la radiestesia recomendamos la obra de Raúl de la Rosa *La verdadera radiestesia*.

2. Lugares mágicos

Altos lugares cosmotelúricos

Tomamos la expresión de Blanche Merz, la célebre investigadora y geobióloga suiza, y definimos así ese lugar mágico, un preciso punto geográfico donde se da una especial conexión Cielo-Tierra, como por ejemplo la cumbre de una montaña, o el fondo de una gruta.

Todo el que ama la naturaleza conoce puntos singulares de la geografía que nos producen sensaciones de bienestar indescriptibles. Podemos encontrarlos en la montaña, en un bosque virgen, junto a una fuente y en una cueva. Con frecuencia, están marcados desde la antigüedad por la presencia de árboles singulares, han sido señalados por megalitos* o petroglifos* y muchas veces son verdaderos santuarios del arte rupestre, pues el hombre primitivo tenía una especial preferencia por estos parajes mágicos.

Hoy "casualmente", estas altas cumbres y profundas cuevas, son los lugares elegidos por los físicos de partículas para situar delicados laboratorios destinados al estudio de los rayos cósmicos

"Altos lugares cosmotelúricos", en el lenguaje de Merz, puntos geográficos donde las energías telúricas fluyen con especial intensidad; siempre son puntos límite. En estos lugares mágicos, por su situación, morfología o geología, se captan en su máxima magnitud las energías cosmotelúricas. Encontramos esta conexión energética en el agudo borde de un acantilado que produce vértigo, o en una cumbre dominante que nos da una gran sensación de poder y ofrece una impresionante panorámica. Por el contrario, puede ser un lugar íntimo y silencioso junto a una cantarina cascada en el fondo de un frondoso valle o un meandro en la ribera de un arroyo. Podemos percibir esta energía sobre una roca singular a la orilla del mar y con mucha frecuencia en una cueva. Lugares donde el ser humano desde tiempos inmemoriales ha buscado la conexión con las fuerzas ocultas de la Tierra.

Figura 11
Cumbre singular

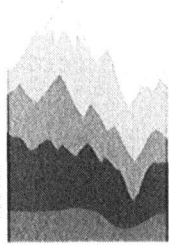

Hora de las brujas

Las Salidas de los Demonios, donde concurren las Venas del Dragón, alteran evidentemente nuestro sistema orgá-

25

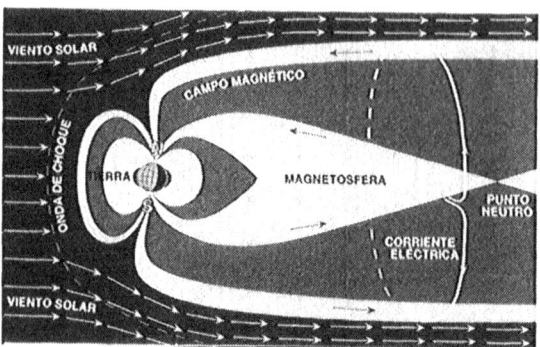

Figura 12
La magnetosfera terrestre es empujada por el viento solar

Figura 13
Los biorritmos siguen un ciclo de 24 horas

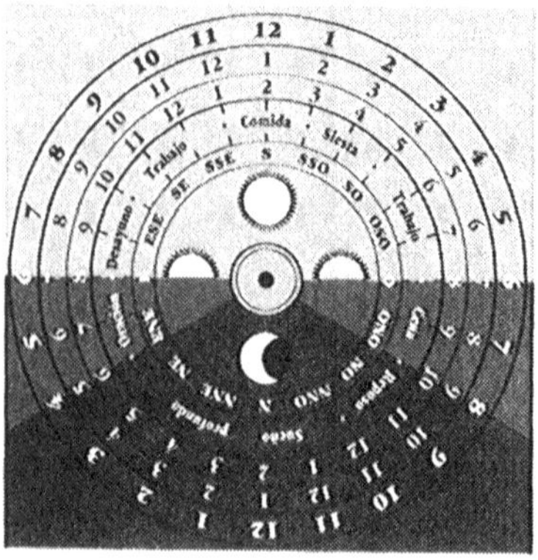

nico. Pero estos lugares afectan antes a nuestro psiquismo, favoreciendo fenómenos psíquicos y paranormales. Por el contrario, el buen sitio, libre de energías geopatógenas, se revela como el lugar adecuado para la meditación, la creación poética y el encuentro con la inspiración y la divinidad. De ahí, la especial ubicación geomagnética que tienen siempre megalitos, pirámides, catedrales y monasterios.

La estimulación neuronal de estas energías cosmotelúricas crea, especialmente durante la noche y en luna llena, las condiciones para que se manifiesten extraños sueños y visiones. Esto es científicamente explicable porque es a partir de la medianoche cuando el viento solar impulsa a su máxima intensidad la cola magnética del planeta. La magnetosfera de la Tierra, como la cabellera de un cometa, crece y se alarga en dirección opuesta al Sol. Así, las energías cosmotelúricas alcanzan su máxima intensidad entre las 2 y las 4 horas GTM, o sea hora solar. Es la hora de la meditación de los monjes, ese máximo de radiación favorece la claridad de la mente, y es el despertador también de los pájaros que, ante ese pulso electromagnético, cantan alborozados hasta la salida del Sol. Igualmente, a la hora del té, ese ritual hindú importado por los ingleses, de las 2 a las 4 de la tarde, siempre hora solar, se da un mínimo de radiación cosmotelúrica, un tiempo de calma que favorece la siesta, el relax y el descanso profundo.

Animales mágicos

El gato tiene su polaridad energética igual que el sacerdote o el brujo, y se comporta al contrario que la gente común ante los lugares malsanos y las geopatías; los felinos, en general, buscan los lugares geopatógenos. Con toda

seguridad será el sitio elegido por una gata en libertad para ir a parir y criar
en silencio su camada.
Otros animales ligados a
la brujería y los rituales
ocultos, como el murciéla-
go, el búho o la serpiente,
también prefieren los
lugares fuertemente alte-
rados por las energías

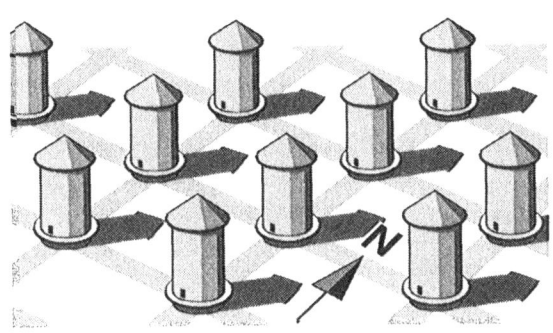

telúricas, esos que llamamos Salidas de los Demonios.
Para saber si hay geopatías en un terreno basta observar
la presencia de hormigas y termitas, pues los insectos
sociales prefieren lugares de alta radiación.

Figura 14
Las colmenas
situadas sobre la
red H producen
un 50% y hasta
el 100% más
de miel

Igualmente, las abejas prefieren situar su nuevo
enjambre en un lugar fuertemente impregnado de energías telúricas, como las Venas del Dragón. La nueva
abeja reina, en su migración, guiará a toda su prole con
su extraordinaria sensibilidad geomagnética, hasta situarse preferentemente en aquel lugar que llamamos un punto
cáncer. Debido a esto, los apicultores acuden con frecuencia al geobiólogo para determinar el lugar exacto
donde obtener la máxima producción de miel, en un
cruce de la Red de Hartmann, y mejor aún, sobre una falla
o una vena de agua subterránea. En esta ubicación, las
abejas trabajan intensamente, amplían su área de pecoreo* y producen miel sin descanso, sanas y libres de la
temible varroasis.

Por el contrario, el perro, el mejor amigo del hombre,
prefiere los lugares sanos, y tiene un especial olfato o sensibilidad para detectar el buen sitio, fuera de las geopatías. Dormir ahí con la cabeza hacia el Norte, buscando
en el cielo la estrella Polar, garantiza el perfecto descanso después de una jornada agotadora.

Todos los animales domésticos, esto es los animales
ganaderos, tradicionalmente ligados a la economía y el
trabajo humano, huyen de estos lugares alterados a nivel
energético. Los indios lakotas, o sioux, elegían el emplazamiento de sus campamentos dejando a sus caballos en
libertad y observando sus sitios favoritos. En estos lugares siempre se da un equilibrio de las energías telúricas

Figura 15

La vaca lechera, de raza suiza u holandesa, es especialmente sensible a las geopatías en el establo

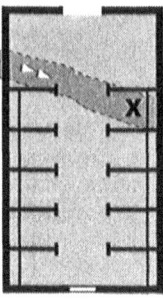

muy favorable a la vida humana. La oveja, la cabra, el camello, el caballo, como la vaca y el cerdo, siguiendo su instinto buscan, como nosotros, el buen sitio, un lugar sano libre de perturbaciones telúricas. Si les obligamos a permanecer estabulados en lugares patógenos generarán graves enfermedades e incluso morirán.

Las fuerzas telúricas producen múltiples trastornos en los seres vivos, incluso mutaciones vegetales, tumores más o menos malignos, enfermedades mentales en los animales domésticos. Pero más conectados con la naturaleza que nosotros, todos los seres vivos, vegetales y animales, detectan estas sutiles energías telúricas, y si están en libertad tratan de evitarlas pues están siempre en conexión con las fuerzas ocultas de la Tierra. Curiosamente, Bueno menciona las trufas como una especie también ligada a los lugares telúricos; el círculo de un trufero, marcado por un calvero en medio del encinar, está situado sobre un lugar alterado a nivel geofísico. Parece ser que la radiación existente sobre una geopatía favorece la colonización de las raíces de las encinas por las trufas, para deleite de nuestros paladares. La exacta localización del trufero por un hábil zahorí, mediante el uso de la radiestesia, puede hacer innecesario el uso de cerdos o perros amaestrados para el difícil rastreo de las trufas, como es habitual, y ahorrar muchas excavaciones infructuosas.

3. Arquitectura sagrada

Lugares sagrados

El concepto de lugar sagrado precede al hecho religioso y es anterior a la construcción de templos. El ser humano ha sido consciente del alto nivel vibratorio de ciertos lugares, que las diversas religiones han consagrado posteriormente con templos y monasterios. En los lugares mágicos, la humanidad ha erigido monumentos desde la más lejana antigüedad. Ya en la prehistoria, el hombre de Neanderthal invirtió un gran esfuerzo en marcar con grandes piedras, los megalitos, aquellos lugares donde se da una sinfonía de energías cosmotelúricas.

Cada tipo de megalito tiene una polaridad y un efecto energético. El menhir, la gran piedra erecta, es lleno o Yang, es un signo fálico masculino. Como una acupuntura de la Tierra, los menhires se sitúan preferentemente sobre los cruces de la retícula de Kunnen (ver capítulo 8, redes geomagnéticas), y observamos que las líneas geomagnéticas se juntan en su entorno. Es un símbolo del culto a *Lug,* el gran dios de los celtas.

Por el contrario, el dolmen es femenino, vacío o Yin; tres grandes piedras formando una mesa crean una cavidad o una matriz, como la cueva primigenia. Es el antepasado más primitivo de la cripta y del templo. Los grandes lugares de culto a la Madre han estado siempre marcados por un dolmen, como bien sabía Antoni Gaudí al elegir el emplazamiento de la cripta de la Sagrada Familia, en Barcelona.

En el lugar paleolítico de Carnac, en la Bretaña francesa, se encuentran 1.100 menhires alineados sobre una singular meseta rocosa formada por cuarzo y magnetita. El conjunto de menhires se

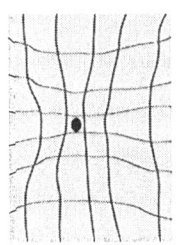

Figura 16
La red H se concentra alrededor del menhir

Figura 17
El menhir es emisor, como las torres y los minaretes de los templos

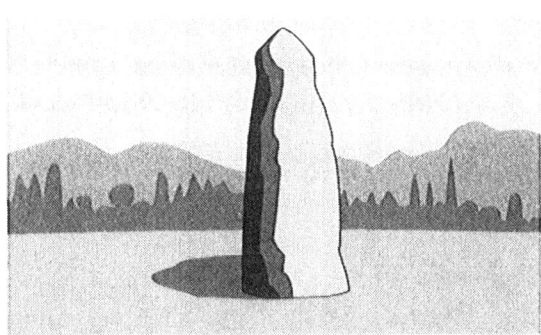

29

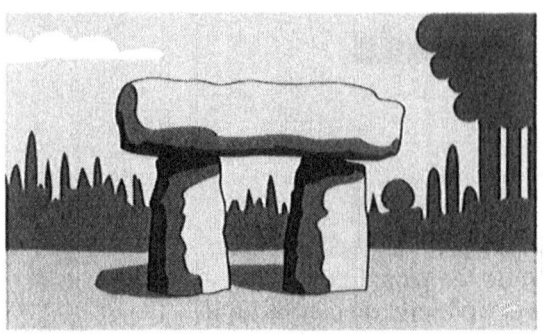

sitúa hasta el límite de un área rodeada por 31 fallas geológicas del subsuelo, con importantes anomalías gravitatorias. En Carnac, el magnetismo terrestre se distorsiona, se observa que la brújula enloquece y se registra la actividad sísmica más fuerte de Francia.

Figura 18
El dolmen es receptor, en su entorno la energía magnética se dispersa

El hombre paleolítico ha realizado construcciones asombrosas, las más singulares quizá sean los círculos de piedra, llamados crómlechs. Un lugar como Stonehenge, quizá el círculo de piedras más famoso del mundo, posee unas condiciones telúricas únicas en el planeta, reforzadas por la disposición geométrica de las piedras erectas, dólmenes y menhires que canalizan la energía cosmotelúrica creando una sinfonía inaudible, que cualquiera puede captar si entra en el silencio.

Pirámides

En su obra *Pirámides, catedrales y monasterios*, Blanche Merz, nos descubre la continuidad de la tradición, desde los antiguos hasta nuestros días. La arquitectura tradicional mediterránea, sea egipcia, griega o romana, responde a unas reglas en relación con las energías cosmotelúricas, que podemos encontrar en todo el Oriente. Siguiendo un modelo taoísta, hinduista, o budista, todas las tradiciones han utilizado la piedra para consagrar de manera muy similar los lugares sagrados. Y siempre en estricta relación con las corrientes energéticas del subsuelo, en la India son las *nâgas,* serpientes de agua, similares a las *vuivres* o Venas del Dragón, a las que se invoca con ritos de fertilidad; en Japón reciben el nombre de

Figura 19
El círculo de piedra marca los lugares mágicos

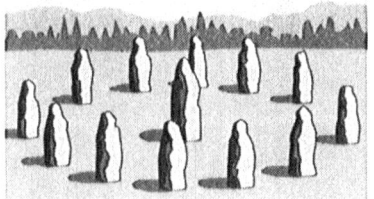

nuk. Las mismas serpientes que están sometidas bajo los pies del Cristo en Chartres y que vemos con frecuencia bajo los pies descalzos de María.

Nos maravilla observar las grandes pirámides de Egipto, pero existen pirámides en todo el planeta, salvo Australia

y la Antártida. Son especialmente cono-
cidas las pirámides mayas de Chichén
Itzá en el Yucatán, las pirámides toltecas
del Sol y la Luna en Teotihuacán o la
gran pirámide de Cholula, todas ellas en
México; pero existen pirámides en
Arizona, Illinois y hasta en Alaska. Se
han descrito estructuras piramidales en
Siberia y hay campos de pirámides en
China, especialmente en la provincia de Sen'Shi. Existen
pirámides en los Himalayas, y son motivo de estudio las
pirámides de Angkor en las selvas de Camboya.

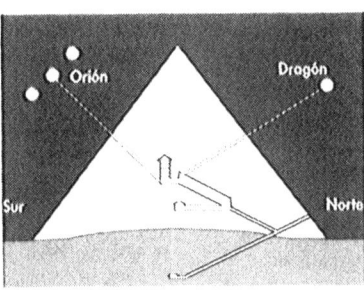

Figura 20
La gran pirámide
de Keops se
orienta muy
exactamente con
las estrellas

Existen túmulos o estructuras piramidales en Francia e
Inglaterra, como Silbury Hill, atribuidas a los templarios.
Sin embargo, la obra cumbre de la arquitectura energética son las grandes pirámides de Gizeh, a orillas del Nilo
en el Bajo Egipto. Un prodigio de la ciencia y de la arquitectura, que no ha sido descifrado. Entre ellas destaca la
gran pirámide de Keops, o Kufu. En la Cámara del Rey
situada en el baricentro, el centro de masas de la pirámide, se observan unas condiciones energéticas que desa-
fían los conocimientos de la física actual.

Energía de las formas

La sensación de reverencia que nos causa traspasar el
umbral de un espacio sagrado, ese sutil impacto energético no pasa desapercibido para ningún visitante atento,
prescindiendo de su fe o creencia religiosa. Los maestros

Figura 21
En Gizeh
se alzan las
grandes
pirámides

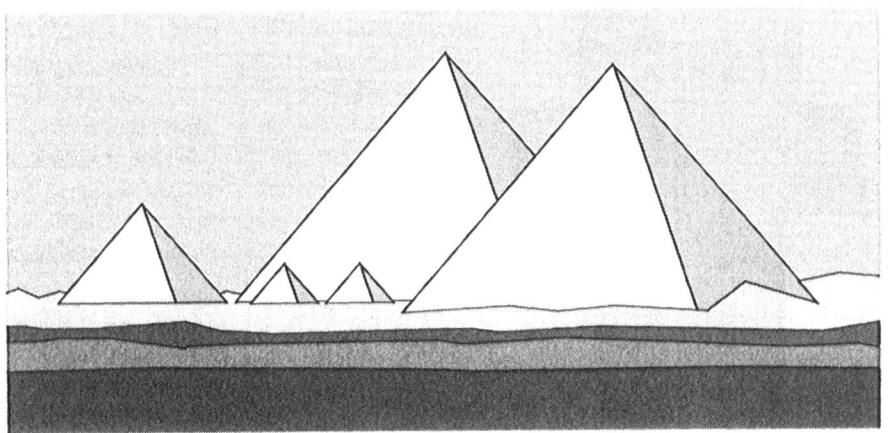

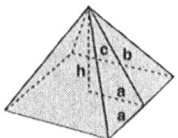

Figura 22
La pirámide de
Keops tiene la
proporción
áurea, según el
número phi

Figura 22
La pirámide de
Keops tiene la
proporción
áurea, según el
número phi

Figura 23
La planta del
templo gótico
sigue pautas
geomagnéticas

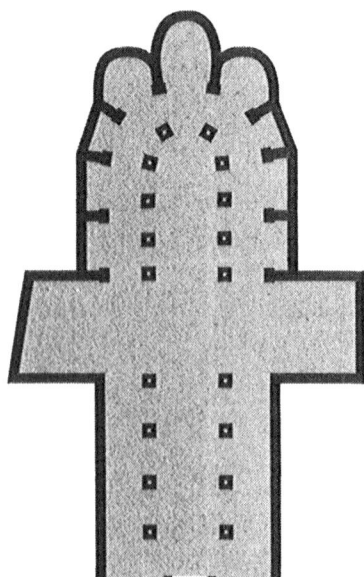

constructores nos han dejado con sus obras, especialmente las catedrales góticas, hitos que señalan la ubicación de lugares sagrados. La arquitectura sagrada no se limita a buscar un lugar altamente energético, sino que su forma, color y diseño puede resaltar y amplificar esa sensación energética, convirtiendo el templo en una "central de energía". Esto es aún más manifiesto en los monumentos más viejos del mundo, las grandes pirámides.

La patente nº 91304 de la Oficina de Patentes Checa registra, en 1959, un invento increíble. El radiotécnico Karl Drbal, de Praga, solicita el registro de un artificio regenerador del filo de las hojas de afeitar. Pero no tiene ningún mecanismo, ninguna electrónica, y el inventor afirma que el fenómeno de mantener el filo afilado se debe, exclusivamente, a la forma geométrica de una maqueta a escala de la pirámide de Keops, realizada en cartón. Debe ser construida a escala de la gran pirámide de Keops, con un ángulo de caras de 51º 51' y situarse perfectamente orientada con los puntos cardinales. Situando la cuchilla en el baricentro de la pequeña pirámide, a un tercio de la altura, se garantiza más de doscientos afeitados con una misma cuchilla; cualquiera puede comprobarlo.

Según las investigaciones de A. Bovis, una maqueta de pirámide puede momificar cualquier substancia viva; las uvas en pocos días estarán pasas, pero con sabor a fresco. La pirámide favorece los procesos de meditación. Se afirma que tiene efectos neurológicos medibles e induce estados de éxtasis místico. Esto produce un boom del marketing piramidal, se dice que la pirámide lo cura todo. La misteriosa "energía piramidal" permanece esquiva a los ojos de la ciencia: podemos medir sus efectos biológicos, pero de momento no es posible la medición física de estas vibraciones producidas por la forma geométrica.

El templo románico se sitúa siempre en una especial ubicación telúrica y estrictamente orientado. Se adapta a la estructura geomagnética del suelo, y las

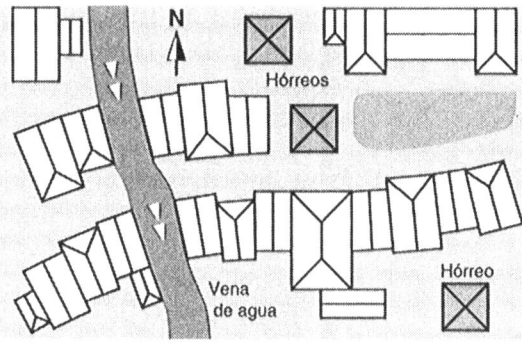

formas circulares de la bóveda de cañón del románico, como la cueva, actúan como un resonador de la energía telúrica, que favorece la oración y el recogimiento. En Europa, el arte sagrado alcanza su máxima expresión en el arte gótico, una sinfonía en piedra que canaliza las energías cosmotelúricas. Como ya hemos mencionado, el uso de la luz y el color era de la máxima importancia en el *Art Got,* las catedrales eran una sinfonía de color, con la piedra completamente policromada. Y aún más esplendor de luz y color nos muestran los vitrales, un sutil uso de la energía del Sol.

Figura 24
El hórreo, como la pirámide, siempre está orientado

En la arquitectura profana, especialmente en los palacios, se utilizan algunas de las recetas mágicas de la arquitectura sagrada. Se da especial importancia a la forma de la cubierta, hay formas positivas para la vida y existen formas que son nocivas. En general, las formas convexas son sanas para el hábitat humano y, en cambio, los diseños cóncavos de algunos arquitectos "de diseño" son peligrosos, como ha sido confirmado por la construcción tradicional de todos los tiempos.

Podemos observar que el hórreo celta, tan presente en Asturias, Galicia e Irlanda, con cubierta piramidal a cuatro aguas, es el mejor conservador de granos, de manera similar a la gran pirámide. En esta arquitectura tradicional, la trama urbana de cualquier pueblo astur está adaptada a la realidad telúrica del subsuelo y el hórreo está siempre rigurosamente orientado con los puntos cardinales.

La arquitectura en todo el mundo, como la naturaleza, sigue las proporciones del número áureo; una visualización sencilla es la serie de Fibonacci: 0, 1, 1, 2, 3, 5, 8, 13, 21... en que cada número es la suma de los dos anteriores, y su crecimiento es aproximadamente igual a *Phi*, el número de oro, cuyo valor es ≈1,618. El número *Phi* está presente en muchas estructuras orgánicas, como el crecimiento de una concha, o la disposición de las nervaduras de una hoja. En la construcción de la casa, la

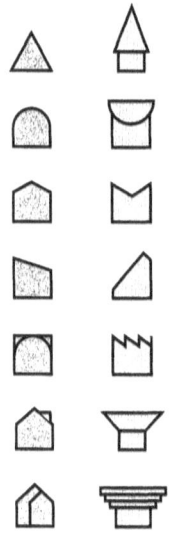

Figura 25
Las formas
tradicionales
(azul) son favora-
bles para la vida,
los diseños
"modernos" (gris)
pueden tener
efectos nocivos

proporción de sus dimensiones espaciales, internas y externas, tiene la máxima importancia. Una sala con una altura, anchura y longitud en la proporción de 3, 5, 8, posee la máxima resonancia* y armonía.

Esta invisible energía de las formas está implícita en el concepto de belleza común a todos los pueblos. Es algo tangible que causa un impacto emocional, y así decimos imponente, sobrecogedor, opresor, o por el contrario, acogedor, en clara respuesta a un impacto energético claro, poderoso e inconfundible. Por lo tanto, no es indiferente la forma que tenga la casa. Calificamos de angosto un sitio, cuando nos referimos a un espacio estrecho que nos produce agobio y angustia. Toda forma tiene una acción energética; una planta cuadrada, estática, no actúa igual que una triangular, dinámica e incluso inestable. Por ello mismo, es posible afirmar que el diseño del Capitolio, como la forma de la Sala Oval de la Casa Blanca, posiblemente la sala de control del mundo, corresponda a un conocimiento de iniciados.

Masones y templarios

Desde la Edad Media, el saber de los maestros constructores nos muestra un conocimiento secreto, el arte gótico o *Art Got.* Esta es una sabiduría iniciática que utiliza la energía del Cielo y la Tierra, las formas de la piedra, el color de las vidrieras y los policromados y sitúa la planta del templo con los arcos, bóvedas y pilares en concordancia exacta con la geometría oculta de la estructura telúrica del lugar.

Secretos gremiales, expresados en *argot,* un lenguaje reservado a unos pocos, *compagnons* miembros del gremio, maestros constructores itinerantes que, con su escuadra y su plomada, sembraron toda Europa de magníficas catedrales, maravillosas sinfonías de piedra y luz. En los vitrales, la orientación y el Sol se conjugan con el simbolismo, la forma y el color para producir belleza, una alta vibración energética y espiritual que dinamiza el espacio del templo.

Literalmente, la palabra masón proviene del francés *maçon,* que significa constructor, albañil. La masonería está muy viva en nuestro días, como podemos ver en el simbolismo del billete de un dólar, la moneda del imperio, pues los padres de la constitución americana confiaron el destino de los Estados Unidos de América al Gran Arquitecto del Universo. Los maestros constructores masones recogen este conocimiento tradicional y lo plasman en sus construcciones. Eran los guardianes de una habilidad, una técnica y un conocimiento iniciático, que se transmitía en secreto de maestro a discípulo, en el seno de los antiguos gremios de constructores.

Recogiendo su saber de los persas, los asirios y los egipcios, tallaban y colocaban cada piedra conservando su ángulo magnético propio, o sea con la misma dirección y orientación magnética que tenía en la cantera. Las marcas de cantero señalan la huella de los *compagnons*.

Con similares planteamientos, la Orden del Temple ha sembrado toda Europa de baluartes, monasterios y templos, construidos de acuerdo con las sagradas reglas de un arte aún no plenamente descifrado. Aunque casi exterminada por la Inquisición, la orden recientemente ha sido rehabilitada ante el Papa Juan Pablo II y los caballeros templarios salen a la luz pública de nuevo.

Así, los masones o francmasones, como los templarios, nos marcan con sus construcciones los Lugares Sagrados. Con frecuencia, estos templos y palacios se alinean a lo largo de itinerarios que siguen las líneas de fuerza de la Tierra, llamadas *vuivres* (serpientes) por la tradición gótica francesa. El itinerario más conocido es el Camino de Santiago que atraviesa toda Europa hacia Compostela *(Campus Stellæ:* el campo de la estrella). Aquellas Venas del Dragón están representadas profusamente por las serpientes y dragones de la mitología occidental, presentes en los bajorrelieves de nuestras catedrales góticas.

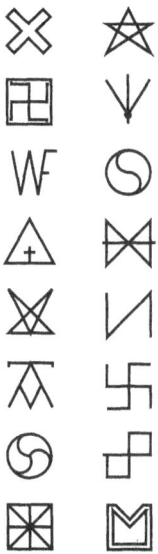

Figura 26
Algunas marcas
de cantero

Figura 27
La simetría, la luz
y el color crean
los vitrales

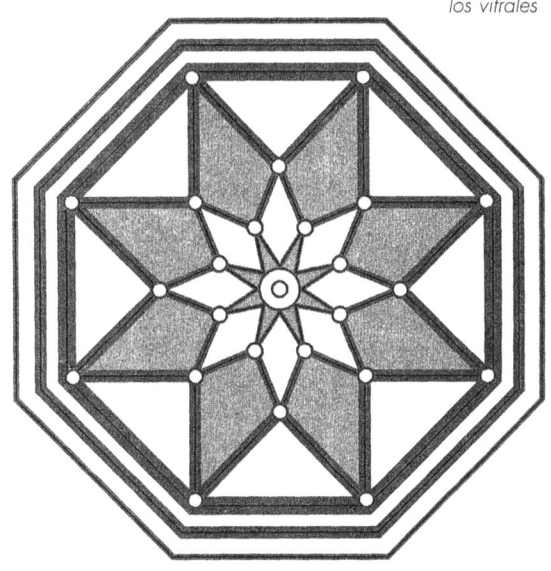

Itinerarios mágicos

Los peregrinos siguen la ruta de los maestros constructores masones y templarios, que erigieron sus construcciones a lo largo de líneas de máxima energía, como el Camino de Sant Yago, donde el caminante alcanza un nivel vibratorio de profunda dimensión espiritual. Estos itinerarios mágicos siguen una ruta trazada durante siglos a través de lugares de muy alta vibración cosmotelúrica. Generalmente, encontramos estos caminos de energía, auténticas Venas del Dragón, jalonados de castillos y templos de arquitectura singular. Están ubicados en lugares muy cuidadosamente elegidos por su estructura energética y dotados de una arquitectura sagrada que refuerza la alta vibración del lugar.

LUGARES MÁGICOS
- Teide, Orotava, Jameos del Agua, Garajonay.
- Doñana, Gibraltar, Nerja, Sierra Nevada.
- Peñíscola, Maestrazgo, Moncayo.
- Lago de Bañolas, volcanes de Olot, Ampurias.
- Bosque de Muniellos, Somiedo, Cabo de Peñas.
- Finisterre, Rías Bajas, Torre de Hércules.
- Yellowstone, Colorado, Rocosas, Grandes Lagos.
- Kilimanjaro, Serengeti, Lago Titicaca.
- Tibet, Bután, Himalaya...
LUGARES SAGRADOS
- Covadonga, Santiago de Compostela, Montserrat.
- Ponferrada, León, Burgos, Sto. Domingo de la Calzada, Estella.
- Yuso y Suso, San Millán, Poblet, Montblanc, Nuria.
- Ávila, Cuenca, Segovia, Toledo, Talavera, Mérida.
- El Escorial, Caravaca, Las Huelgas, Yuste.
- Giralda, Mezquita de Córdoba, Alhambra, Tartessos.
- Notre Dame de París, Chartres, Montsegur.
- Carnac, Stonehenge, Glastonbury.
- Vaticano, Coliseum, Pompeya.
- Acrópolis, monte Olimpo, Creta.
- Jerusalén, Nazaret, Sinaí, mar Muerto.
- Alejandría, Gizeh, Luxor.
- Yucatán, Tula, Cholula.
- Cuzco, Tiahuanaco...

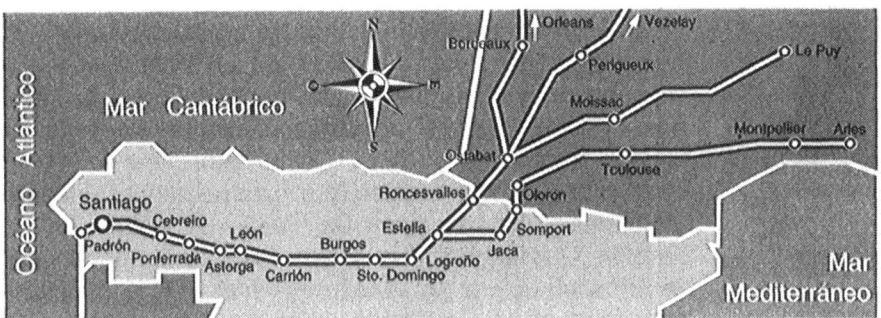

Sant Yago o San Jaime derrota al dragón, es el que domina las fuerzas ocultas de las serpientes de la tierra. El caminante o peregrino que recorre estos lugares, si adopta la actitud adecuada, capta su alto nivel vibratorio que reconforta el alma, vitaliza el cuerpo y eleva el espíritu.

Figura 28
Camino de Santiago según Aymeric Picaud, en el Codex Calixtinus *S XII*

Vírgenes negras

Las vírgenes negras, situadas en lugares mágicos fuertemente telúricos, frecuentemente cerca de una cueva, corresponden a un culto precristiano, ya sea Isis, Gea o Demeter, la Diosa Madre. Podemos encontrar vírgenes negras, siempre madre e hijo sosteniendo la esfera del mundo, desde Reykjavik, en Islandia, hasta Singapur. Quizá encontremos una relación de su oscuro origen, si nos preguntamos donde hay una etnia que responda a esta fisionomía tan singular, como se da en la Moreneta catalana o en Nª Sª del Moncayo.

En el sur de la India sobrevive aún un pueblo, los drávidas, con piel totalmente negra y unas facciones finas, con nariz recta, de perfil griego claramente dolicocéfalo, totalmente diferente de los perfiles braquicéfalos de los negros africanos. Los drávidas son una raza sedentaria de pacíficos agricultores adoradores de la Madre Tierra, Gea o Gaïa, como los seguidores de los cultos de Dionisos.

Hoy auténticos parias, los drávidas vivieron su esplendor antes de la invasión de pueblos guerreros y nómadas, gentes de cultura patriarcal, de raza aria, procedentes del norte del Himalaya. Cualquier lingüista asocia *drávida* con *druida* (u=v), y recordemos que los magos druidas, de piel oscura, estaban presentes en la corte de los

Cautivo por la magia telúrica del Moncayo, el poeta romántico Gustavo Adolfo Bécquer, en su retiro del monasterio de Veruela, escribe sus Cartas *desde mi celda*

37

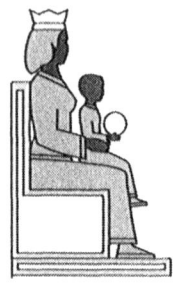

Figura 29
La imagen de
la Moreneta
sigue un patrón
arcaico

faraones y fueron los educadores de los pueblos celtas. Si nos preguntamos como pudo llegar un culto desde tan lejos, consideremos que el *caló* que hablan hoy los gitanos, el pueblo errante, es descendiente del sánscrito, la lengua arcaica de la India. Como bien sabe cualquier estudioso de lenguas clásicas, si habla el sánscrito podrá entenderse con un gitano de Persia, de Hungría o de España. Quizá los gitanos, adoradores de la Madre, aún están huyendo de las invasiones arias y no encuentran una tierra donde quedarse, pero se llevan consigo su lengua y su fe.

4. Geobiología moderna

Ciencia y telurismo

La geobiología científica, tal como se conoce hoy en día en Europa, nace en Alemania a partir de los estudios del Dr. Ernst Hartmann, que inicia investigaciones rigurosas sobre las geopatías. Hartmann conforma la naciente disciplina de la geobiología e identifica la red geomagnética que lleva su nombre. Vinculado a la Universidad de Heildeberg, a partir de 1930 publica sus observaciones científicas sobre geobiología o *Baübiologie**, la nueva biología del hábitat. Como médico director del Balneario de Eberbach, en Baviera, Alemania Federal, constata la incidencia de las zonas geofísicamente alteradas en los pacientes del centro. Los efectos patológicos que afectan a las dolencias y la mortalidad de los pacientes se observan en la vertical de las venas de agua subterránea.

La geobiología es una disciplina que integra las artes tradicionales de zahoríes y maestros constructores, y da una explicación científica sobre las fuerzas ocultas de la Tierra, despojando de todo componente esotérico o místico a las energías telúricas. Hoy, las invisibles energías telúricas se revelan como unas radiaciones medibles procedentes del subsuelo geológico, que se describen de acuerdo al método científico por su naturaleza física y por sus efectos biológicos.

Como mencionamos en la introducción, la geobiología recoge la tradición secular sobre el buen sitio, los lugares maléficos y la existencia de geopatologías. Se desarrolla a partir de las teorías de Peyre, en Francia, sobre las redes geomagnéticas y paralelamente con las rigurosas investigaciones sobre las

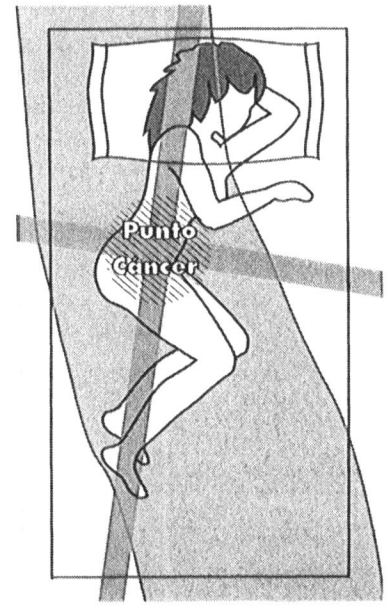

Figura 30
Una geopatía sobre el vientre puede crear problemas ginecológicos

Los descubrimien-
tos de A Bovis
sobre la energía
piramidal
han creado
un verdadero
boom comercial

"casas cáncer" del barón G. Von Pohl en Vilsbiburg y otras poblaciones de Alemania, confirmadas por los trabajos del Dr. Picard en Moulins y por los estudios del ingeniero francés Pierre Cody sobre ionización del aire.

En este siglo ha habido otras investigaciones convergentes. En Francia el investigador y radiestesista Bovis estudia con el Biómetro* la cualidad biótica, *'chi* o energía de vida, de las personas, los alimentos y los lugares. Es el primero en identificar las influencias bióticas de las energías de ciertas formas geométricas, especialmente las pirámides, como demostró Karl Drbal de Praga.

En Austria, Käthe Bachler, profesora de matemáticas del Instituto Pedagógico de la Universidad de Salzburgo, investiga durante 30 años sobre los efectos del telurismo en los centros académicos, relacionando geopatías y rendimiento de más de mil alumnos y profesores. Según Bachler, la falta de concentración y el aumento del nerviosismo que implica estar sentado sobre una geopatía suponen un freno al desarrollo y un rendimiento escolar mediocre. Ha estudiado asimismo miles de casas enfermas y ha determinado la influencia patógena de las geopatías en el desarrollo de enfermedades orgánicas.

Zahorí electrónico

En los años setenta, el ingeniero Jacob Stängle de Ulm, Alemania, diseña un nuevo instrumento ultrasensible, capaz de captar la radiación gamma generada por las venas de agua, que es un verdadero zahorí electrónico. Utilizando un sensor de fósforo, el *scintillateur* (contador de centelleo) es especialmente sensible a la radiación gamma dura (de alta frecuencia) y a los neutrones, y destaca las anomalías geofísicas, o geopatías, sobre la radiación de fondo. Su fiabilidad en la localización subterránea ha permitido perforar centenares de pozos con toda precisión. En 1972, al revisar sobre el terreno

Figura 31
El contador de centelleo registra las variaciones de radiación sobre una anomalía geofísica

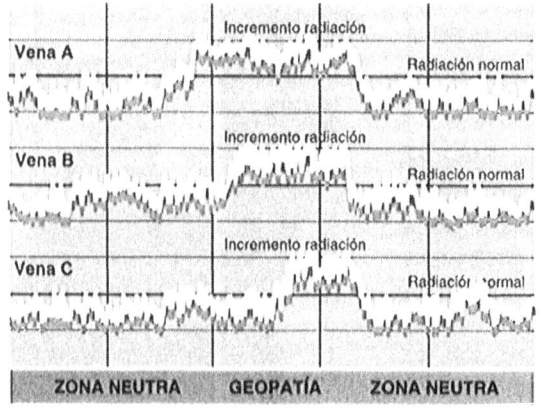

los estudios de Von Pohl en Vilsbiburg, hechos 40 años antes, Stängle pudo corroborar la exactitud de sus conclusiones sobre los lugares geopatóge-nos. Posteriormente, visi-tó Moulins, y pudo confir-mar, en colaboración con el Dr. Picard, las investi-gaciones realizadas por este, años atrás, sobre las casas cáncer. Quedó demos-trada la existencia de una intensa emisión de radiaciones gamma en la vertical de las venas de agua.

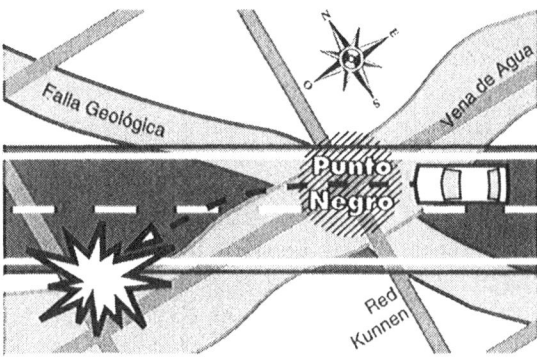

Figura 32
En los puntos
negros, la
geopatía puede
producir despistes
inexplicables

Otras investigaciones

Siguiendo a Hartmann, el profesor Karl Ernst Lotz, de la Escuela Superior de Arquitectura en Biberach, y presi-dente del colegio de arquitectos de Baviera, publica su libro *La influencia del lugar sobre la vida*. Posteriormente investiga, junto con el ingeniero Endrös, la influencia de las geopatías en accidentes de carretera inexplicables, relacionando por primera vez puntos negros y anomalías geofísicas del subsuelo en las carreteras de Alemania. El profesor Lotz ha visitado España en varias ocasiones, y ha impartido seminarios de geobiología en el Colegio de Arquitectos de Madrid.

Más recientemente, en 1985, el arquitecto francés Remi Alexandre publica una obra básica para el conoci-miento de la moderna geobiología, *Votre lit, est-il à la bonne place?* y, posteriormente, en 1992, *Votre maison vous-même*, donde resume sus experiencias con casas enfermas y propone sus teorías sobre el buen sitio y las técnicas saludables de la naciente bioconstrucción. De la mano de Mariano Bueno conocemos las investigaciones del *Institut de Recherches en Géobiologie* de Chardonne, en Lausanne, Suiza. Dirigido por la doctora en ciencias Blanche Merz, investiga en geobiología y realiza publica-ciones divulgativas. La obra de Merz *Pirámides, catedra-les y monasterios* se ha convertido en un clásico de la geobiología y abre una visión sorprendente del estudio del hábitat, la arqueología y la arquitectura sagrada.

Geobiología o Domobiología*

Está científicamente comprobado que las venas de agua subterránea, yacimientos minerales, fracturas y fallas y las redes energéticas (Hartmann o Curry), así como los campos producidos por aparatos electromagnéticos, ionización, radiactividad*, etc., son factores microambientales* con influencia negativa sobre la salud humana.

Etimológicamente, el término geobiología viene del griego Gea la diosa Tierra, bios vida, y logos, conocimiento o ciencia

La geobiología es hoy una ciencia multidisciplinar que integra el arte de la arquitectura, la sabiduría tradicional de los maestros constructores y las técnicas de radiestesistas y zahoríes junto con las más recientes investigaciones científicas en física, medicina y biología. A partir de las investigaciones del Dr. Ernst Hartmann, en los años 30, nace la moderna geobiología, y queda determinado experimentalmente que vivir, y especialmente dormir, en la vertical de estas alteraciones energéticas o geopatías, tiene efectos nocivos sobre nuestro organismo.

Es decir que geobiólogo es el que estudia la vida, la tierra y sus interacciones mutuas. Aunque quizá sería mejor decir domobiólogo, pues *domus,* la casa o el hábitat en latín, es el ámbito principal de nuestro estudio.

Zonas geopatógenas

*Figura 33
La geopatía aparece como un incremento local de la radiación*

Una zona geopatógena produce a corto plazo estrés psicofísico, creando efectos psicosomáticos perceptibles, tales como insomnio, cefaleas, migrañas o depresión; posteriormente, algias y problemas articulares, artritis y reumatismo, y muy frecuentemente desencadena altera-

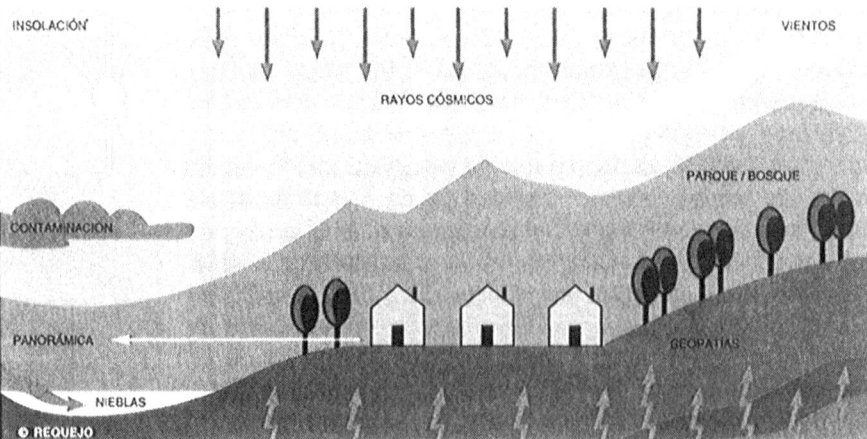

ciones respiratorias como sinusitis y bronquitis y cuadros de hipersensibilidad aguda, asma y alergias. A largo plazo, la exposición continuada de nuestro organismo a estas energías produce daños orgánicos y alteración del sistema inmunitario que puede causar graves disfunciones metabólicas, favorece las cardiopatías y finalmente propicia las enfermedades degenerativas.

Estas interacciones son más profundas cuando nos relajamos, como en nuestro dormitorio o lugar de reposo y con efectos más leves si permanecemos activos. El objeto de la geobiología es encontrar el buen sitio para el sueño y el reposo, la meditación y el trabajo. El diagnóstico energético de la casa permitirá situar la cama en zona neutra*, siguiendo las reglas del arte de la arquitectura y libre de las radiaciones de las zonas cáncer.

La geobiología en España

En España, la geobiología es introducida por primera vez en 1981 por Serafín Sanjuán y Álvaro Altés, que publican los primeros artículos sobre geobiología como medicina del hábitat en la revista *Integral*. Pero es Mariano Bueno, experto en agricultura biológica, quien funda en 1986, en Benicarló, el Centro Mediterráneo de Investigación Geobiológica. Bueno ha sido el pionero en la divulgación de la geobiología como medicina del hábitat y maestro de casi todos los geobiólogos que hoy trabajan en España. Ha realizado numerosos cursillos de iniciación a la geobiología dirigidos al público en general y seminarios para formación de especialistas.

Mariano Bueno publicó en 1988 *Vivir en Casa Sana*, el primer libro de geobiología en castellano, que ha sido un éxito de ventas y el catecismo básico de la disciplina geobiológica. En 1991, realiza la traducción y adaptación del libro de Gerard Edde *La Salud por el Hábitat*, una introducción al *feng'shui*. Y posteriormente publica el extenso tratado de divulgación *El Gran Libro de la Casa Sana,* en 1992, donde profundiza en el estudio de la geobiología con una perspectiva más amplia.

Estos esfuerzos llevan a la fundación, en 1990, de la Asociación de Estudios Geobiológicos, GEA. Presidida por Mariano Bueno, promueve las actividades divulgativas en geobiología y bioconstrucción. Se han impartido

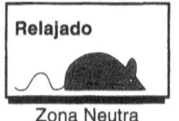

Zona Neutra

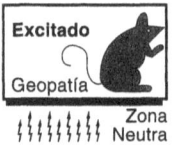

Zona Neutra

Figura 34
El ratón situado
sobre la geopatía
trata de huir

cientos de conferencias y seminarios de introducción a la geobiología en toda España. Mariano Bueno ha realizado en estos años una intensa labor de divulgación en Latinoamérica. Esta intensa actividad divulgativa en los países americanos ha llevado a la fundación de asociaciones hermanas en Colombia y en México.

Raúl de la Rosa, actual presidente de GEA, ha promovido en la Universidad de Valencia, con diversos científicos, investigaciones con cobayas de laboratorio sobre los efectos biológicos de las geopatías y la contaminación electromagnética. De la Rosa ha sido pionero en la investigación sobre los efectos nocivos de la telefonía móvil, con estudios publicados en diversos medios de comunicación, incluyendo múltiples intervenciones en emisoras de radio y varios canales de televisión.

La continua investigación de campo ha llevado al reconocimiento de la geobiología en muchos ámbitos. GEA agrupa, en toda España, a multitud de arquitectos, aparejadores, interioristas y otros técnicos. La geobiología atrae a muchos médicos y profesionales de la salud pública, instituciones sanitarias y compañías de seguros.

Tanto Mariano Bueno como Raúl de la Rosa y el autor del presente libro han mantenido una presencia constante de la geobiología y la salud del hábitat en los medios de comunicación y han impartido numerosos cursos y seminarios en los ámbitos universitarios, interesando a los colegios profesionales.

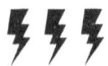

Definimos la geobiología como medicina del hábitat, la ciencia que estudia las interacciones biológicas entre los seres vivos y los campos energéticos presentes en nuestro hábitat, tanto naturales como artificiales, y el modo en que afectan a nuestra salud física, emocional y mental.

5. Energías cosmotelúricas

Energías del Cielo y de la Tierra

La Tierra está inmersa en un océano de energía. Dentro de la magnetosfera solar, acusa el viento solar, se conmueve con las tormentas magnéticas solares y sufre las influencias de las radiaciones cósmicas. Estas energías interaccionan a todos los niveles con los seres vivos, y lo mismo producen un gran apagón en la red eléctrica de todo un estado, que incrementan los índices de criminalidad, infartos o suicidios. En menor medida, nos influyen los cambios estacionales y los ciclos lunares.

La atmósfera terrestre es muy sensible a las interacciones cosmotelúricas. El clima de un lugar es la resultante de todas esas fuerzas exteriores. En los movimientos del aire atmosférico, influyen la radiación solar, el movimiento del planeta, el calentamiento o enfriamiento de mares y montañas. Nuestra atmósfera tiene una gran actividad eléctrica, la tensión eléctrica puede alcanzar miles de voltios entre la alta atmósfera y el suelo, por ello cada día las tormentas descargan esa tensión a tierra, modificando la ionización atmosférica.

Una visión más amplia de las interacciones eléctricas y magnéticas puede verse en nuestro libro Estrés de Alta Tensión, Contaminación Electromagnética

Figura 35
La magnetosfera terrestre nos protege de las radiaciones exteriores

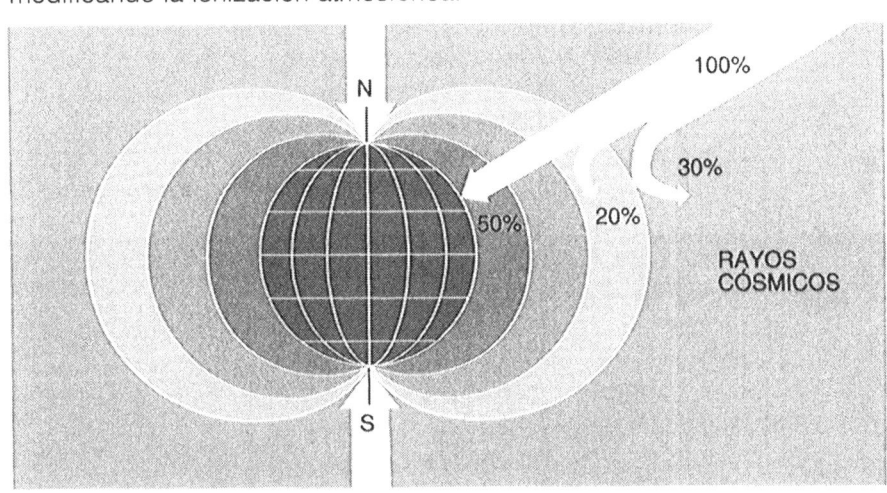

45

La Tierra posee un campo magnético propio y es una fuente de radiaciones telúricas, aunque estas se distribuyen de manera irregular sobre la superficie terrestre. Estas radiaciones interaccionan con la atmósfera y la magnetosfera terrestre, que se extiende por miles de kilómetros en el espacio exterior.

Domopatías

Las influencias externas sobre el hábitat son múltiples y proponemos el concepto de domopatías* para definir el ámbito de las patologías que afectan al entorno habitable humano, que agrupa geopatías, meteoropatías* y tecnopatías. Las anomalías geofísicas, o geopatías, son causadas por la circulación hidrológica, por fallas y fracturas o por yacimientos subterráneos.

Pero no sólo debemos mirar hacia el suelo, buscando geopatías, y temiendo que surja un dragón bajo nuestra cama. Las influencias benéficas o maléficas pueden venir de arriba, de nuestra propia atmósfera o del espacio exterior. Por ejemplo, los pilotos de avión y los montañeses en general están sometidos a una alta radiación cósmica* que incrementa el riesgo de enfermedades degenerativas. Por la menor protección de la atmósfera, se considera que cada hora de vuelo estratosférico (≈1.000 km), o sea un puente aéreo, equivale a la dosis de radiactividad de una radiografía (≈150 mR). Ya hemos mencionado que nos influye el clima, los vientos, la ionización y la tensión eléctrica atmosférica, las meteoropatías nos afectan continuamente y son causa de gastos médicos importantes.

Llamamos tecnopatías a las patologías artificiales del hábitat producidas por las máquinas e instalaciones en nuestro entorno. Principalmente nos preocupa la contaminación invisible causada por radiaciones electromagnéti-

Electrosmog

La proliferación actual de máquinas electromagnéticas, como electrodomésticos, motores, microondas, equipos HiFi y TV, fotocopiadoras, ordenadores, emisoras de radiofrecuencia, telefonía móvil, líneas de alta tensión, transformadores, etc, constituyen una fuente de contaminación invisible, el *"smog* electromagnético".

cas, el *electrosmog**, pero también influyen el ruido, la ergonomía*, los materiales, la calidad del aire y la contaminación química de la atmósfera, todos ellos factores de riesgo que con frecuencia causan el Síndrome del Edificio Enfermo.

Lugares geopatógenos

La bolsa inmobiliaria refleja, cada día, la cotización de pisos y terrenos disponibles para vivir. Todos los compradores potenciales buscan un sitio ideal, pero el asesor de fincas como el inversor a largo plazo, saben perfectamente cuál es el buen y el mal sitio para vivir. El agente inmobiliario se encuentra, con demasiada frecuencia, con una patata caliente en sus manos; ha invertido en un mal sitio. Con frecuencia, ese algo invisible que frena la decisión de compra se llama geopatía o más genéricamente domopatía, esas influencias no visibles pero que casi todos percibimos, a veces a primera vista. Promocionar una urbanización en el malpaís es un proyecto que seguro irá a la ruina. La aparición de patologías arquitectónicas, esto es daños constructivos al propio inmueble, está ligada con frecuencia a la presencia de anomalías geofísicas en el subsuelo. Son daños frecuentemente observados las grietas en muros por asiento diferencial de los cimientos, las humedades por capilaridad, la oxidación, la corrosión electrolítica o la aluminosis. Las alteraciones electromagnéticas en la vertical de una geopatía favorecen la aparición de estos problemas.

Por el contrario, invertir en el buen sitio siempre será una inversión saneada y rentable a largo plazo. La creciente conciencia ecológica de la población exige criterios geobiológicos. Recientemente, un grupo multinacional, al plantearse una inversión de varios miles de millones en un nuevo balneario en Cataluña, solicitó al autor asesoramiento geobiológico para estudiar la ubicación de las termas propiamente dichas y del hotel anexo. El estudio de mercado indicaba un predominio de clientes suizos y alemanes, cuya cultura balnearia está muy desarrollada, y este

El grado de habitabilidad del hábitat, o sea el nivel de calidad ambiental, dependerá de todas las patologías presentes en la casa o lugar de trabajo

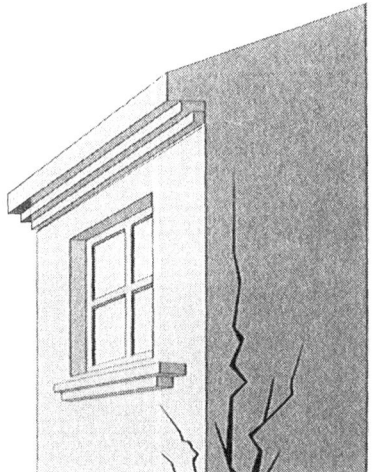

*Figura 36
Una geopatía puede causar grietas*

perfil de clientes exige calidad biológica, por lo que tanto el proyecto como la ejecución material debe realizarse con criterios de geobiología y bioconstrucción.

El nombre del lugar

El estudio de la toponimia tradicional nos dice mucho de un sitio, y permite seguir las huellas de los ligures, los íberos o los celtas. Lugares como Vallesol, Vall d'Or o Valldoreix, indican un sitio sano y soleado. Nombres tan positivos como Navahermosa, Villamiel, Bonanova, Bellaterra o Terranova, y tan descriptivos como Bonaire o Bell-lloc (Bello lugar) no necesitan traducción, indican un lugar propicio para vivir con salud. Como Villaviciosa, villa alegre y fértil, o Bembibre, del latín *bene vivere,* vivir bien. Mientras que un nombre como Malpaís o Ciudad Encantada indica tierras muy duras y estériles, quizá demasiada energía telúrica. El Duero es *dur,* agua en céltico, y el agua está anunciada con nombres tan reveladores como Bonaigua, Fuencaliente, Arroyomolinos, Pozohondo. Otros como Escalada, Hoces o Peñahoradada nos dicen mucho del relieve del lugar.

En su estudio *Nociones de geobiología en el diseño de interiores*, J. J. Pariente cita nombres de lugares nocivos como El Barrizal, El Agujero del Infierno, La Encantada, Nido de Ranas o Nido de Arañas, sitios que, por sentido común -el nombre es bien explícito- todos tendemos a evitar. Mientras que podemos relajarnos y construir una bella casa en sitios que llevan nombres positivos como La Bendición, Bella Orilla o Bello Sol.

Al estudiar la toponimia debemos observar que sean los nombres tradicionales, consultando mapas antiguos, y no una promoción publicitaria para vender una triste urbanización edificada sobre el cauce de una riera.

■ Energías cosmotelúricas
Radiaciones de la Tierra y el Cosmos

6. Anomalías geofísicas

Geopatías

Desde el punto de vista de la geobiología, consideramos como geopatía[1] cualquier alteración o discontinuidad del substrato geológico, causada por una anomalía geofísica, que altera las radiaciones procedentes de la propia Tierra.

Un 30% de la superficie terrestre se encuentra afectada por anomalías geofísicas y pueden observarse alteraciones de la radiación natural del subsuelo, especialmente gamma. Los investigadores Endrös y Lotz mencionan un incremento de la emisión de neutrones térmicos, medible con un contador de helio. Las oscilaciones de la conductividad eléctrica del terreno son fácilmente detectables con un galvanómetro. Así mismo puede detectarse un aumento de la emisión de microondas, y observar variaciones térmicas del suelo medibles con un escáner de infrarrojos. También pueden medirse incrementos de la concentración de iones en el aire y alteraciones de la carga eléctrica atmosférica, entre otras variables físicas medibles, fácilmente identificables en la vertical de la alteración geopática.

Las geopatías más frecuentes son las producidas por corrientes de agua subterránea. Igualmente pueden producir geopatologías las fallas y fracturas, como los yacimientos metálicos y minerales. Las cavidades, naturales o artificiales, del subsuelo también causan alteraciones a nivel de la superficie terrestre.

Y una especial atención debemos prestar al efecto amplificador de las geopatías que producen las redes geomagnéticas, una sutil malla energética que envuelve todo el planeta.

(1)
Más exactamente
deberíamos decir
geopatología
o patología
de la Tierra

Corrientes subterráneas

Los estudios de Hartmann demuestran que los cursos de agua subálveos son la primera causa de geopatías. Las venas de agua subterráneas generan, en su vertical, radiaciones patógenas para el hábitat humano, que se intensifican en función directa de su caudal.

La existencia de acuíferos, incluso a gran profundidad, produce efectos físicos detectables en la superficie, como demostró Stängle. Las canalizaciones de agua, los desagües, alcantarillas y colectores, especialmente si son de gran sección, actúan igual que una vena de agua subterránea, con el agravante de la gran velocidad de circulación, que genera un fuerte efecto geopático.

En la naturaleza, el sistema hidrológico produce abundantes acuíferos en función de la permeabilidad del terreno. Las venas de agua son a veces fácilmente detectables sin instrumentos, observando la ubicación de los pozos, la aparición de humedades por capilaridad y grietas en las paredes o la abundancia de plantas vivaces, como la ortiga, que buscan los lugares húmedos.

Una riera siempre representa un riesgo de riadas Recordemos la catástrofe del camping de Biescas, en España, verano de 1996

Ramblas y rieras

Siempre se ha evitado construir sobre ramblas y rieras. Se han reservado para uso agrícola por su gran riqueza hídrica, pues aún con la riera seca, un gran caudal de agua discurre en los estratos profundos, fertilizando la huerta, como revelan frecuentemente los cañaverales. Además del riesgo de avenidas, es evidente que construir sobre zonas con abundancia de venas de agua subterránea presenta un grave riesgo para la salud. Hoy, la especulación urbanística nos lleva a construir en cualquier terreno libre, incluso sobre una marisma, generando múltiples geopatías en el nábitat. Los efectos patógenos son especialmente graves cuando se suman al efecto de un cruce energético (red Hartmann p Curry), de otra geopatía p por *electrosmog*.

Figura 37
Ciencia y zahorí coinciden en la detección

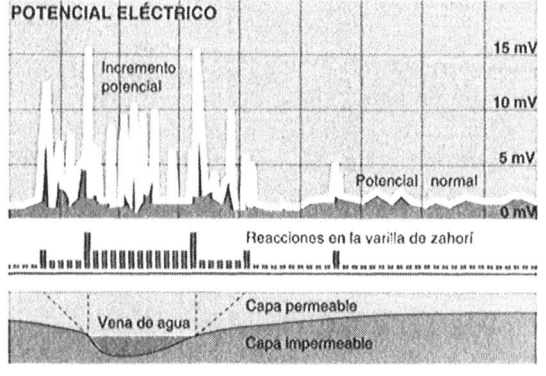

50

Tradicionalmente, se habla de energías cosmotelúricas y, hoy día, se constata que no tiene nada de esotérico, pues posiblemente los rayos cósmicos expliquen las radiaciones telúricas. La hipótesis científica aceptada plantea que los neutrones son responsables de las radiaciones sobre las venas de agua. En caso de impacto con el núcleo de un átomo, los neutrones resultan frenados, ceden parte de su energía, lo que produce una emisión secundaria de rayos gamma. El agua es la mejor trampa para cazar neutrones. Por tanto, los terrenos húmedos, los cursos de agua y los materiales hidratados como el hormigón o la materia viva frenan muchos neutrones.

En investigaciones realizadas por el autor, tras la prospección radiestésica a fin de delimitar la zona patógena, se han realizado mediciones de rayos gamma utilizando un contador Geiger-Müller. En algún caso se han registrado incrementos de radiación gamma del 60 y el 100 % sobre la radiación de fondo.

Fracturas y fallas

La Tierra está viva y se mueve, generalmente de manera inapreciable para la duración de la vida humana como en la deriva de los continentes o los plegamientos de formación de cordilleras, pero a veces de manera brusca en un terremoto. Los movimientos tectónicos* con frecuencia producen desgarros de la corteza terrestre, las fallas. De modo similar a las venas de agua, la presencia subterránea de una fractura, falla o distorsión de la estructura geológica del subsuelo, genera un incremento de la radiación telúrica. Mediante un galvanómetro son fácilmente detectables, en las fallas, los efectos piezoeléctricos* debidos a las enormes presiones tectónicas. Las fracturas son como fallas a pequeña escala, y las diaclasas son microfisuras de la roca subyacente, inapreciables a la vista.

En las fallas húmedas, por estas grietas y fisuras circulan las aguas subterráneas, aumentando el

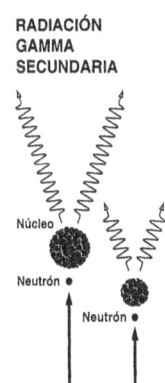

RADIACIÓN GAMMA SECUNDARIA

Figura 38
Los neutrones son partículas masivas sin carga eléctrica que proceden de la propia tierra y también del cosmos

Figura 39
La radiación de fondo es de 8-9 µRem/h, en la zona neutra, mientras que sobre la vena de agua llega a 12-15 µRem/h

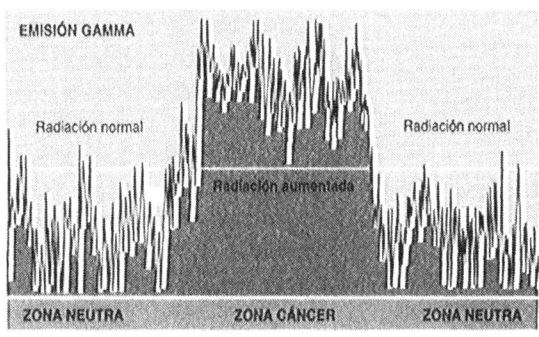

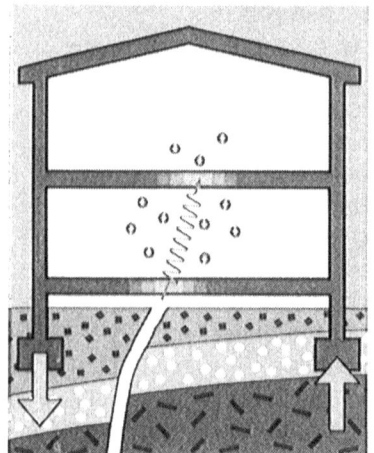

Figura 40
Una falla puede afectar incluso a la estructura de la casa

efecto geopático frente a las fallas secas. Es el caso de las áreas cársticas, que se dan en terrenos calcáreos, donde las corrientes de agua disuelven las rocas produciendo grandes cavernas a veces de cientos de kilómetros. Es característico de la actividad cárstica la formación de sistemas de estalactitas y estalagmitas de gran belleza.

Fallas y fracturas concentran en muy pocos centímetros los efectos patógenos. La intensidad energética de una falla es más alta que la producida por una vena de agua, si bien por ser estrechas son fácilmente evitables una vez detectadas, colocando la cama o puesto de trabajo fuera de la zona afectada. Las alteraciones de los biorritmos y las constantes fisiológicas en una persona se detectan hasta un metro a cada lado de la falla. En las fallas la radiactividad es mayor, particularmente por el gas radón. La radiación gamma causa un incremento del 50% y hasta el 100 % de la ionización atmosférica, que alcanza el máximo durante la noche. Las fallas no son frecuentes en el hábitat urbano, generalmente se evitan porque dislocan de manera muy visible el subsuelo, y afectan a muros y cimentación. Pero son frecuentes las pequeñas fracturas de la corteza o diaclasas.

Yacimientos minerales

Dos materiales geológicos con propiedades eléctricas diferentes producen corrientes galvánicas en la superficie de contacto

Un yacimiento mineral en el subsuelo es una ruptura de la continuidad de la corteza terrestre y presenta un efecto energético medible en superficie. Estas alteraciones energéticas son la base de la moderna detección geofísica desde aviones; volando a gran altura pueden detectar una bolsa de petróleo a 2 o 3 kilómetros de profundidad. Las anomalías electromagnéticas son muy útiles para la exploración minera de grandes territorios.

Algunos minerales como carbón, pizarra o granito, incrementan notablemente la radiactividad local, por la presencia de potasio 40, uranio, torio u otros minerales radiactivos en su composición química. La presencia de un filón mineral es una anomalía geofísica de primer orden, que produce alteraciones electromagnéticas con gran efecto geopático. En especial, las venas metalíferas, por su gran polaridad eléctrica y magnética, generan una alta patología telúrica en proporción directa a su masa y densidad. La presencia, en el subsuelo de la casa, de masas metálicas de cualquier tipo también distorsiona el campo magnético local, como en los grandes garajes. Pensemos que cada coche es una masa ferromagnética de más de una tonelada. También podemos tener maquinaria, como motores de ascensor, aire acondicionado, bombas o depósitos de agua o fueloil. También nos afecta la estructura metálica del edificio, la armadura interna del hormigón e incluso un colchón de muelles o un somier metálico que, por su proximidad a nosotros, tienen efectos nocivos apreciables. Estos efectos magnéticos y eléctricos deben evitarse en la vertical de las camas y puestos de trabajo estables, especialmente si concurren otros campos electromagnéticos, como frente a un ordenador.

Son muy intensos los efectos magnéticos de los yacimientos férricos, material magnético por excelencia, pero también causa fuerte magnetismo un filón de níquel

Cavidades

Las cavidades de la corteza terrestre pueden ser causa de geopatías. Los vacíos en el subsuelo pueden ser naturales, como las burbujas producidas por los gases en el magma volcánico origen de rocas como el basalto. Algunos sistemas cársticos pueden ser de muchos kilómetros, mientras que otras cuevas pueden circunscribirse al tamaño de una casa o de una habitación.

Puntos de rayo

Un lugar geopatógeno, y especialmente el cruce de dos o más geopatías, que llamamos un lugar cáncer, atrae el rayo con gran frecuencia. La descarga de muy alta tensión de la nube, de hasta 400.000 V, es favorecida por la gran ionización atmosférica que se produce en la vertical de la zona geopática y que hace más conductora la atmósfera. En estos lugares se pueden encontrar árboles singulares y a menudo, el punto de rayo coincide con una roca descollante en el paisaje o masas rocosas especialmente magnéticas; en ambos casos se observan fuertes anomalías electromagnéticas locales. En los puntos de rayo los fenómenos eléctricos hacen frecuentes los incendios forestales espontáneos.

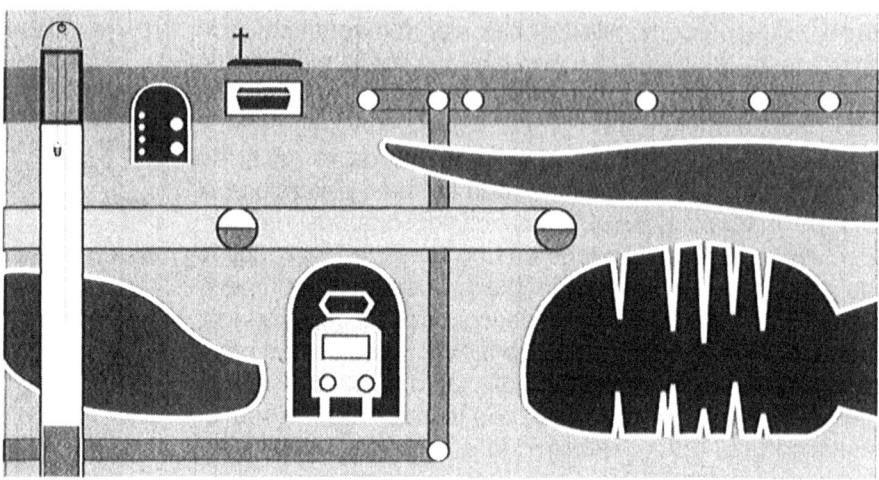

Figura 41
*El subsuelo pre-
senta numerosas
anomalías*

La cavidad puede producirse artificialmente por el agotamiento de las reservas de un acuífero sobreexplotado por bombeo, llegando a producirse hundimientos al descender el nivel freático. Debido a la acumulación de gas radón, la geopatía es más grave cuando se trata de una cavidad estanca, sin comunicación con la atmósfera.

Con frecuencia, las minas son causa de geopatías, especialmente graves en el caso de galerías abandonadas y selladas donde el aire enrarecido y corrompido, especialmente por el gas radón, puede ser causa de una alta radiación geopática. Se han observado geopatías producidas por ruinas, antiguos cementerios y yacimientos arquelógicos, por túneles de metro o galerías de alcantarillado abandonados, todas ellas cavidades artificiales en el subsuelo de las ciudades. Por la misma razón, pero a menor escala, también son causa de geopatías locales las cámaras de cimentación estancas, los sótanos y garajes, los recintos cerrados como el espacio bajo una escalera, los pozos ciegos, y las fosas sépticas.

*En general, los
terrenos margosos
presentan una
radiactividad
baja, entre 30 y
40 mR/año, los
calcáreos llegan
a 70-90, los arci-
llosos entre 100-
120 y los graníti-
cos llegan a 160
y hasta 250
miliRem/año*

Radiactividad natural y artificial

La radiactividad existe en todas partes procedente del cielo y de la propia tierra; de hecho se afirma que es el origen primero de la vida. Las radiaciones cósmicas, procedentes del Sol y del espacio interestelar, aportan una parte importante de la radiactividad total en el entorno habitable, más intensa en la alta montaña o en los vuelos estratosféricos, cuando la capa de ozono no nos protege. La radiación cósmica, procedente del espacio exterior, al impactar en la alta atmósfera, produce radionucléidos cosmogénicos como Carbono 14, Tritio, Berilio 7 y Sodio 22. La radiactividad es mayor en los polos y se duplica cada 1.500 m de altitud. En España, la radiación cósmica a nivel del suelo está entre 2 y 8 µR/hora.

Otra parte procede del subsuelo, más o menos intensa según el lugar y la composición geológica. Ciertas montañas, como la Sierra de Gredos o el Macizo Galaico-Duriense, presentan en España los niveles más altos de emisión gamma, con más de 30 µR/h, mientras que la mayoría del país está por debajo de 10 µR/h. Por evolución genética, estamos adaptados al clima y a los valores radiométricos de nuestro paisaje natal.

Pero desde el inicio de la era atómica, la tecnología nuclear y muchos materiales presentes en el hábitat son fuentes radiactivas. El incremento artificial de la radiactividad procede de las centrales nucleares, incluso cerradas,

Figura 42
La radiactividad natural, llamada radiación de fondo, está poco estudiada en España Está en proceso de publicación por el Consejo de Seguridad Nuclear el Proyecto Marna.

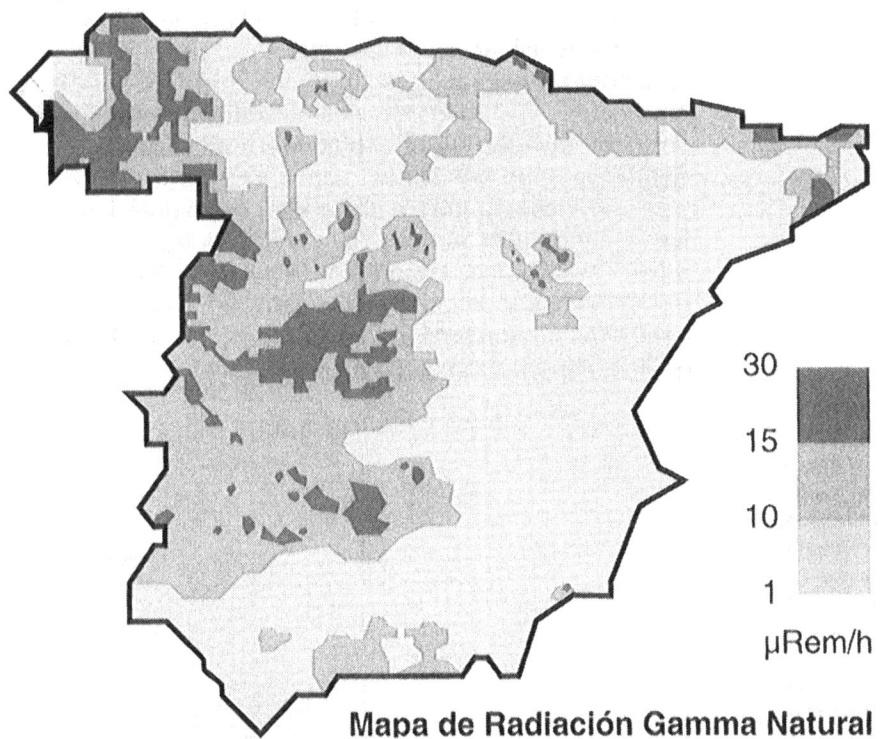

30
15
10
1
µRem/h

Mapa de Radiación Gamma Natural

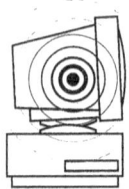

Figura 43
Los monitores
son una fuente
de radiaciones
peligrosas

de sus desechos radiactivos y de los cementerios nucleares. En la actualidad, son noticia los constantes escapes radiactivos a pesar de las crecientes medidas de seguridad nuclear. Producen también radiactividad muchas actividades médicas, como los isótopos* radiactivos usados en la radioterapia, la radiografía y gammagrafía, así como la tomografía axial computerizada (escáner). Poseen elementos radiactivos ciertos sistemas de seguridad, como los detectores de humos y los pararrayos radiactivos, así como las pinturas luminiscentes de señalización o de los relojes luminosos. Además, existen materiales de construcción radiactivos como el granito, la piedra pómez, la pizarra, ciertas arcillas, el gres y ciertos esmaltes.

Son múltiples las fuentes de radiactividad artificial, tanto en el hogar como en el trabajo. Por ejemplo, las pantallas de ordenador o los tubos de televisión emiten pequeñas dosis de rayos X, además de un peligroso campo eléctrico y magnético.

Con frecuencia, en el entorno habitado la mayor fuente de radiactividad es el gas radón. Un gas noble incoloro, inodoro e insípido, que surge del subsuelo en terrenos permeables y a través de fallas, fisuras y diaclasas. Por ser más pesado que el aire tiende a acumularse en las depresiones no ventiladas, especialmente en los espacios cerrados naturales o artificiales, como grandes garajes subterráneos, túneles de metro, bodegas, sótanos, pozos y cavernas. La emisión a la atmósfera del gas radón es mayor en los terrenos porosos. Sin embargo, el gas radón no presenta un problema en campo abierto ya que se dispersa con el régimen de vientos.

Una exposición
más extensa
sobre la radiacti-
vidad puede con-
sultarse en las
páginas 78-84,
de nuestro libro
Estrés de Alta
Tensión, en esta
misma colección

7. Orientación

Desorientación geomagnética

Vivimos totalmente desorientados. La mayor parte de la gente, en el hábitat urbano, no sabe señalar donde está el Norte, ni siquiera sabe por donde sale cada día el Sol. Dentro de la urbe vivimos sin horizontes, desconectados del entorno geográfico y hemos olvidado que un negocio o una casa próspera debe tener su puerta mirando, preferentemente, al Sur o mediodía. El Sol es en todas las culturas un símbolo de salud, prosperidad y éxito.

Recordemos el refrán "Donde entra el Sol no entra el médico"

Todos conocemos los nombres de los 4 puntos cardinales: Norte, Sur, Este, Oeste, aunque no sepamos localizarlos en el horizonte. Pero, con frecuencia, olvidamos la tercera dimensión, el eje vertical. El *Axis Mundi* es el eje de unión de las fuerzas cósmicas y telúricas, y nos hemos olvidado mirar hacia lo alto. Desconocemos donde está el Cenit y más aún el Nadir, los puntos cardinales quinto y sexto, situados arriba y abajo de la bóveda celeste, en la vertical del observador. Más allá de nuestra pobre conciencia espacial, está el punto cardinal más importante, el séptimo. El más vital para el navegante, es el Centro, la posición del observador. El punto geográfico desde el que podemos trazar el rumbo hacia nuestro destino.

En la antigüedad, los mapas se dibujaban orientados, o sea mirando al Oriente. La visión solar era dominante y el Este o Levante se situaba arriba en todas las cartas náuticas. En la era moderna, con la nueva visión racionalista, hemos adoptado la convención de situar el Norte en la parte alta de los mapas. El Levante es el punto donde renace el Sol cada día, el Sur o Mediodía corresponde a su culminación, y recordemos que el nombre Occidente viene del latín *occidere:* morir, y corresponde a la caída o muerte diaria del Sol.

Figura 44
La Estrella Polar señala el Norte geográfico

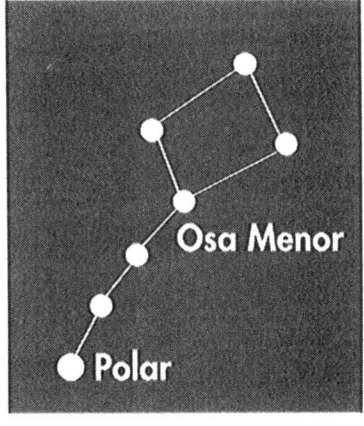

Osa Menor

Polar

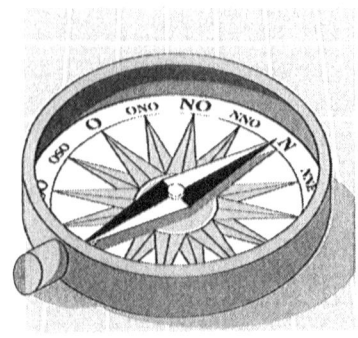

Orientarse es básico para comprender y dominar el espacio donde nos move-mos; sin capacidad de orientación es imposible comprender un mapa, y una guía urbana o el esquema del metro pue-den ser jeroglíficos indescifrables. La capacidad de orientación es natural, es un instinto que se desarrolla en contacto con la naturaleza, como en el campesi-no, el pastor o el cazador. Es fácil situar los cuatro puntos cardinales con sólo ser consciente del movimiento y la posición del Sol sobre el horizonte.

Hasta la invención de la brújula por los chinos, deter-minar con precisión el rumbo solar o celeste era más fácil durante la noche. Todo caminante o marinero encuentra fácilmente en el cielo la Osa Mayor, donde la estrella Polar señala casi exactamente el Norte geográfico. Pues la estrella Polar está situada donde apunta, en nuestra era, el eje de rotación de la Tierra.

Los templos son lugares destinados a la conexión con el más allá, con el más alto nivel espiritual, mirando hacia las estrellas. Sean humildes ermitas, famosos monasterios o magníficas catedrales, generalmente orientan su planta con la cabecera hacia la salida de nuestra estrella más cercana, el Sol. Todos los templos tradicionales, de cual-quier religión, se construyen rigurosamente orientados; mientras que los asirios se orientaban con Venus, los egipcios fijaban una orientación solar, lunar o tomando a Sirio como referencia. Curiosamente, Sirio es también el eje de referencia cósmico del pueblo dogon, una singular cultura en el corazón del África subsahariana, en la repú-blica de Mali. Los dogon sabían que Sirio es un sistema triple, para ellos la Trinidad divina, Padre, Madre, Hijo, y así le han adorado durante milenios. Nuestros astrónomos

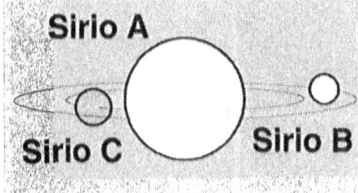

la consideraban, desde mediados del s.XIX, un sistema binario, compuesto por Sirio A y Sirio B, una brillante enana blan-ca. Hasta que el lanzamiento del teles-copio espacial *Hubble* ha permitido identificar la tercera estrella casi invisible al telescopio, una oscura enana roja.

Las iglesias y catedrales cristianas generalmente sitúan su cabecera orientada al Este, o sea al Oriente. Con frecuencia, la nave principal del templo está dirigida exactamente al punto del horizonte por donde sale el Sol el día del santo patrono al que se consagra. Según la fecha de celebración de la fiesta mayor, los templos se erigían mirando al ENE, Este-Nordeste si es en verano, o al ESE, Este-Sureste si es en invierno. Los tem-

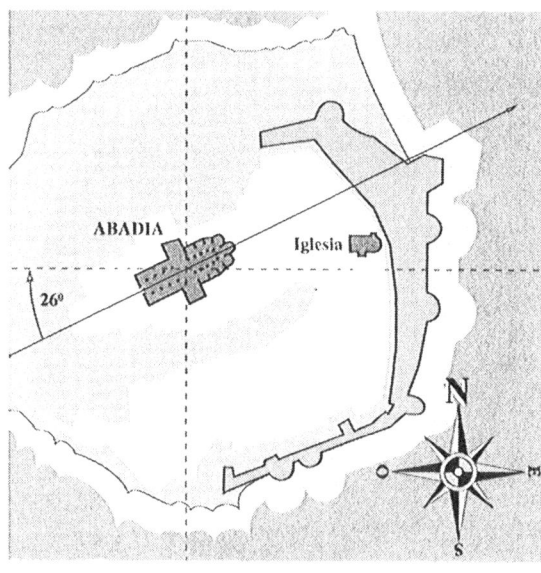

plos consagrados a los santos cercanos a los equinoccios de otoño y primavera, como San José o San Mateo, coinciden exactamente con el paralelo Este-Oeste.

Un buen ejemplo es la iglesia abadía del Mont Saint Michel, en Normandía, que tiene su cabecera alineada con el Este-Nordeste. Exactamente a 26° N del paralelo E-O, el punto por donde sale el Sol el 8 de mayo, fiesta de San Miguel de primavera, el vencedor del dragón. En cambio, la pequeña iglesia en la parte Este de la abadía se orienta al amanecer del 29 de septiembre, fiesta de San Miguel de otoño, y por tanto su cabecera mirando al Este, ya que es el Equinoccio.

Figura 47
La nave de la abadía de Saint Michel orienta su proa a 26° N

Salud y orientación

La desorientación es una patología muy frecuente, pues la planificación urbanística nos lleva a construir la casa en cualquier orientación. Esto no permite colocar la cama orientada con los puntos cardinales. Tradicionalmente se aconseja orientar la cabeza al Norte o al Este.

En el Laboratorio del Sueño de Moscú, se han realizado experimentos con miles de durmientes voluntarios. El registro de sus constantes vitales mediante encefalógrafos, cardiógrafos, miógrafos, confirma que la orientación con la cabeza al Norte magnético presenta las constantes

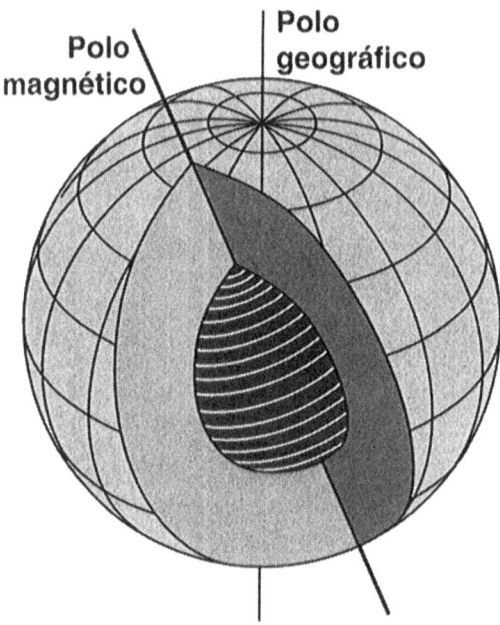

Polo magnético

Polo geográfico

Figura 48
La rotación del núcleo férrico crea el eje magnético del planeta.

Figura 49
El rumbo de la estrella Polar y el de la brújula no coinciden

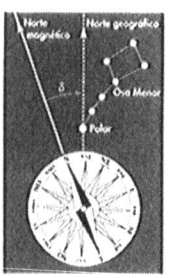

vitales óptimas y proporciona un descanso más profundo. El Norte magnético es el que nos marca la brújula. El rumbo magnético y el rumbo geográfico difieren algunos grados, debido a que la rotación del núcleo de la Tierra, NiFe, no coincide con el eje de rotación del planeta. El polo magnético migra muy ligeramente cada año. En 1980 el polo magnético estaba a 77º Norte y 102º Oeste aproximadamente, en un punto del océano Ártico al Noroeste de Groenlandia. Hace 500.000 años, la brújula señalaría el Norte donde hoy está el polo Sur.

Esta desviación del rumbo del Norte magnético respecto al polo geográfico es variable según la zona de la Tierra donde nos situemos. La diferencia de orientación entre el rumbo geográfico, de la Polar, y el rumbo magnético, de la brújula, se llama declinación magnética, (∂). En España, la declinación magnética ∂ crece de Oeste a Este, en Barcelona es 1º 26' O actualmente.

Desde siempre,* los castillos y palacios, símbolos del poder militar, económico y material, han orientado sus puertas al Sur y la cabecera al Norte, al igual que la mayoría de viviendas en todos los países, durante siglos. Ésta es también la dirección adecuada para un negocio o un despacho, con la puerta de entrada, el mostrador y la mesa de despacho mirando hacia el Sur, pues el Sol simboliza siempre el éxito material, la salud y el dinero.

La geobiología recomienda para la mayoría de las personas alinear el eje magnético de su médula espinal con los polos magnéticos del planeta. Esta orientación natural regula su sistema nervioso, armoniza sus meridianos energéticos, equilibra su polaridad y permite la recarga energética del sueño profundo, en nivel delta. Ello favorece cada noche la secreción de melatonina* y sincroniza los ciclos circadianos de sueño y vigilia.

Cada punto cardinal tiene sus efectos útiles; por ejemplo, se aconseja dormir con la cabeza hacia el Este, en el caso de convalecientes, niños desnutridos o para la recuperación postparto. El Sur puede tener un efecto estimulante en casos de gran lasitud y apatía nerviosa. Por el contrario, el efecto depresor del Oeste, puede ser útil para enfermos maníacos, al reducir su agresividad e hiperactividad.

Permanecer demasiado tiempo en estas orientaciones, según constitución y temperamento, puede llevar a una sobre-estimulación. Podemos adoptar la costumbre de los antiguos monjes, que dormían cada semana en una dirección hasta encontrar la que producía los sueños más relajados y placenteros. En general, el Norte se considera neutro y válido a largo plazo para todas las personas.

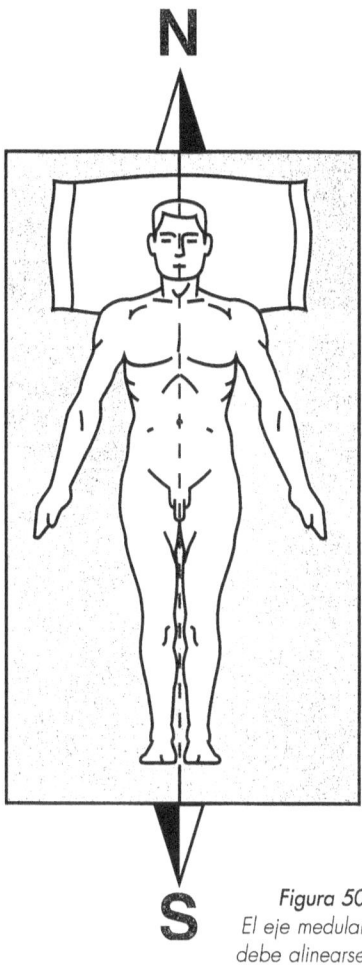

*Figura 50
El eje medular debe alinearse con el eje magnético terrestre*

Panorámica y horizonte

Nadie quiere vivir con su ventana mirando a una pared, encerrado en un zulo sin luz solar, sin aire libre y sin vistas, como ocurre en muchas viviendas interiores en bloques de apartamentos. El relax visual que nos da tender la mirada al infinito es un lujo al que renunciamos por vivir inmersos en un medio urbano sin horizontes. Tener una habitación con vistas, tomar el sol dentro de casa, en nuestro balcón o terraza y disfrutar de una hermosa panorámica es un factor de calidad ambiental muy valorado en la bolsa inmobiliaria, pues el sol es un valioso factor de salud y por tanto su ausencia crea un entorno enfermo.

El horizonte nocturno es igualmente valioso y pocos conocen, desorientados en el medio urbano, la posición

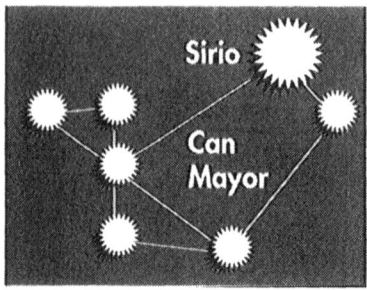

Figura 51
Sirio es la estrella más brillante de la constelación del Can Mayor

en el cielo de Sirio o las Cefeidas. No somos conscientes de los movimientos estelares, cautivos frente a la ventana hipnótica de la televisión, lo que produce una epidemia de insomnio crónico. Disfrutar del cielo oscuro antes de dormir induce al relax profundo y favorece la secreción de la hormona melatonina, lo que pone en hora nuestros relojes biológicos, activa nuestras defensas y determina la calidad del sueño.

La creciente polución luminosa, por la iluminación nocturna intensiva de autopistas y ciudades, además de ser un derroche energético, nos roba el derecho a ver las estrellas.

Los cuatro puntos cardinales

El rumbo Norte calma los nervios, elimina la irritación.
El rumbo Este estimula la energía vital y provoca buen humor.
El rumbo Sur favorece la impaciencia y el enervamiento.
El rumbo Oeste favorece la melancolía y la depresión.

8. Redes geomagnéticas

Mallas invisibles

La existencia de una retícula subyacente, un módulo arquitectónico, que estructura la arquitectura tradicional es algo evidente para cualquier observador despierto. Hoy la ciencia nos explica la razón física de estas redes, una pauta rítmica que observan sistemáticamente las bóvedas, muros y pilares de los monumentos clásicos, antiguos o modernos. Esos intervalos que siguen la geometría sagrada de Pitágoras responden a una realidad geomagnética del subsuelo que ahora estamos empezando a aceptar como una realidad tangible.

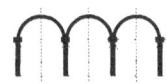

Figura 52
El trazado
de las arcadas
sigue la red
geomagnética

A partir de Hartmann, los investigadores en geobiología plantean por primera vez que la Tierra es un ente vibrante y se encuentra cubierta por una serie de retículas o mallas geomagnéticas, compuesta de ondas estacionarias que, oscilando en una posición fija sobre el terreno, envuelven toda la superficie del planeta desde el Polo Norte hasta el Polo Sur. Estas mallas emiten en su vertical una radiación energética que puede ser nociva, a nivel fisiológico, para las personas. Recientemente, la astrofísica ha observado por primera vez la existencia de una retícula magnética similar en la superficie de nuestro Sol.

Básicamente, se encuentran dos mallas geomagnéticas, una de ellas de trazado ortogonal o sea orientada Norte-Sur y Este-Oeste, y otra diagonal que se sitúa en un ángulo de 45° con relación a la primera, ambas orientadas con el campo magnético del planeta.

Figura 53
Trazado de
la red H

Red universal

La investigación sobre mallas o redes geomagnéticas se inicia con el médico francés François Peyre que, desde 1937, investiga mediante radiestesia y localiza una retícula orientada con los polos

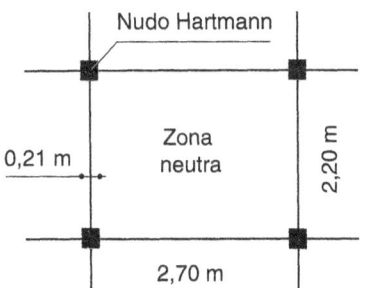

Nudo Hartmann

0,21 m

Zona
neutra

2,20 m

2,70 m

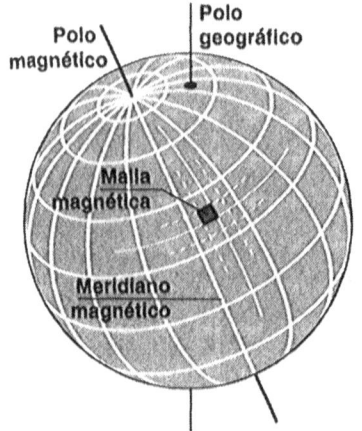

Polo magnético

Polo geográfico

Malla magnética

Meridiano magnético

Figura 54
La red geomagnética se inscribe en la malla de meridianos magnéticos

Figura 55
La inclinación magnética varía con la latitud

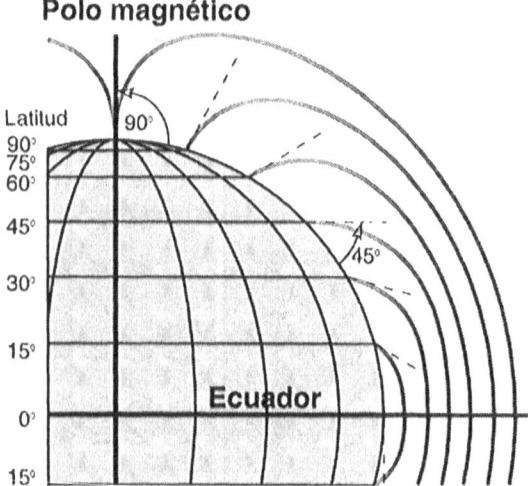

Polo magnético

Latitud
90°
75°
60°
45°
30°
15°
0°
15°

90°

45°

Ecuador

magnéticos, de unos 4 metros de lado. Sus descubrimientos fueron presentados en un congreso de radiobiología celebrado en París. La malla descubierta parece cubrir todo el terreno siguiendo los paralelos y meridianos magnéticos. El Dr. Hartmann, a partir de 1950, describe una retícula geomagnética, que llama *Globalnetzgitter* o red universal. Tiene, como la de Peyre, un trazado ortogonal y está orientada con los paralelos y meridianos magnéticos. La estructura de la Red Hartmann o red H, como ha venido a denominarse, es casi cuadrada con 2,50 m de lado en dirección E-O y 2 m en dirección N-S, en la latitud de Eberbach en Alemania.

La distancia N-S de las mallas permanece constante, mientras que la anchura E-O es máxima en el Ecuador y decrece al acercarse a los polos, donde teóricamente será cero; por ejemplo en Reykjavik (latitud 64°), mide 1,20 m. En España, la red H presenta unos valores medios de 2,70 x 2,20 m. Las líneas de la malla son una especie de paredes verticales de energía de altura aparentemente ilimitada, ya que han sido detectadas hasta más de 2.000 metros de altura sobre el suelo.

El ancho de banda normal es de ±21 cm, aunque puede variar frente a cualquier anomalía electromagnética, crece con las tormentas solares y es susceptible a las presiones tectónicas anteriores a un terremoto. La radiación en los cruces de la malla es más intensa, este efecto patógeno aumenta cuando se sobrepone a otra geopatía. La red configura en su interior una zona libre de radiaciones, un rectángulo que Hartmann denomina "Zona

Neutra", de 1,80 x 2,30 m aproximadamente, donde las constantes vitales se armonizan.

Estas investigaciones sobre la red universal fueron, más tarde, corroboradas por el científico norteamericano Z. Harvalik, quien en colaboración con otros expertos realizó cuidadosas mediciones en Austria, Suiza, Dinamarca y en Estados Unidos (Vermont, Virginia, Florida) e Islandia. Observó que el ancho E-O de la malla está en correspondencia con la latitud y la inclinación magnética del lugar: el ángulo de las líneas de fuerza geomagnéticas en el ecuador es de 0º y en polo es de 90º.

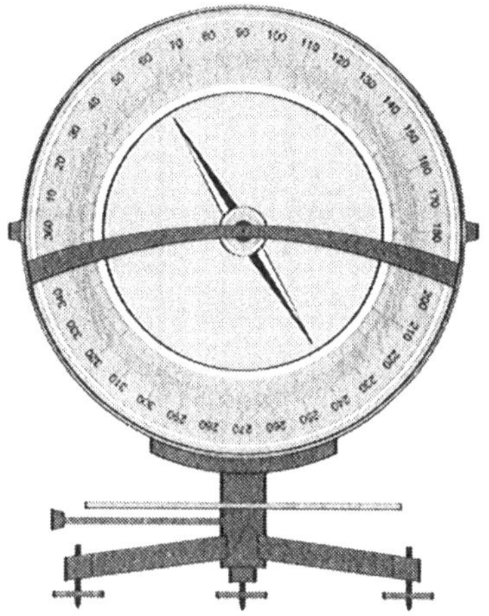

Red diagonal

La primera referencia a una red diagonal procede de las investigaciones de Siegfried Wittman, en Alemania, que describe ciertos "campos polarizados" que forman una red que está orientada a 45º con el Norte magnético, y cuya malla aproximadamente, tiene 16 x 16 m de lado.

Siguiendo las investigaciones de Wittmann, el médico alemán Manfred Curry, director del Instituto Médico-Bioclimático de Riederau/Ammersee, a partir de 1952, encuentra una malla orientada diagonalmente con un intervalo de 8 m, que parece superponerse a la hallada por Wittman. La red Curry tiene un efecto geopático similar a la red Hartmann. En las intersecciones de la red diagonal surge una radiación nociva, si bien es menos intensa que en la red H (25% de radiación); en cambio la zona de influencia es más amplia, pues la anchura de la banda es de 40 cm.

Tramas armónicas

Más recientemente, en los años ochenta, el físico Lucien Romaní, director del Laboratorio Eiffel de París, detecta una malla ortogonal, con intervalos de 1,10-

Figura 56
La brújula de inclinación ha sido usada desde el siglo XVII como zahorí mecánico, con éxito en la localización de venas de agua subterráneas

Figura 57
Red diagonal

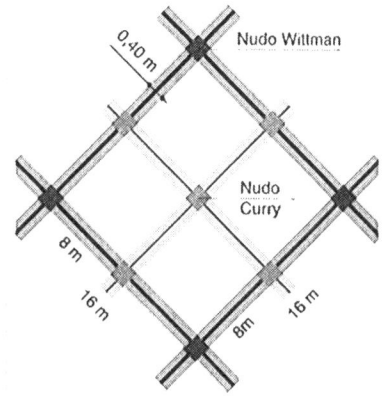

65

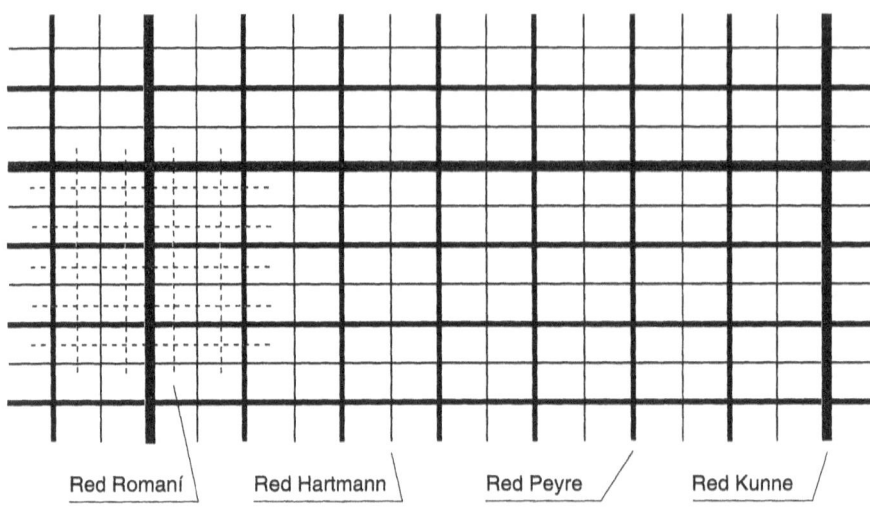

Red Romaní   Red Hartmann   Red Peyre   Red Kunne

Figura 58
Diversas mallas armónicas forman una red geomagnética global

1,50 m, con líneas más intensas cada 2 mallas, que coincide con la Red Global de Hartmann.

El investigador belga W. Kunnen menciona una intensificación de la red cada siete mallas de Peyre, ≈35-40 metros, lo que definiría una supermalla de segundo orden a mayor escala, y con mayor intensidad energética, aún poco estudiada. Como se observa en la ilustración, se trata en realidad de una misma retícula donde se superponen diversas tramas armónicas. La malla Peyre corresponde a la longitud de onda base (≈4 m), la malla Hartmann es la semionda (≈2 m), y la malla Romaní es el cuarto de onda (≈1 m). La gran malla de Kunnen corresponde a la octava musical cada 7 mallas. De igual modo, la malla diagonal Curry (8 m), se inscribe en la detectada red diagonal por Wittmann (16 m).

Efectos biológicos

 Si bien las intensidades energéticas de las redes geomagnéticas son muy débiles, han tratado de determinar-

Estos ciclos rítmicos septenales, como la escala musical o el arco iris, son frecuentemente observados en la naturaleza. Basta sentarse en la playa, a la orilla del mar, para descubrir que la séptima ola es más intensa que las demás, e impetuosa viene a mojarnos los pies.

se con medios técnicos, ya que es posible detectar estas redes mediante sensibles magnetómetros*. Sin embargo, dado su alto costo, la mayor parte de los investigadores detectan la Red H o Curry utilizando la radiestesia.

En este momento, no hay pleno acuerdo sobre la esencia física de estas paredes energéticas que cuadriculan el planeta, aunque algunos de sus efectos físicos son fácilmente medibles. En su vertical podemos observar diferencias de conductividad del terreno, alteraciones del potencial eléctrico del aire y variaciones de ciertas frecuencias de onda corta y de la radiación gamma.

Las redes energéticas, principalmente los puntos de cruce, tienen efectos biológicos: afectan al crecimiento de la materia viva, semillas o cultivos bacterianos, y pueden producir variaciones de constantes vitales como la velocidad de sedimentación de la sangre .

Según la estadística del Instituto Hartmann, hasta el 60% de las enfermedades son afectadas por la calidad energética del lugar donde residimos. Hartmann ha realizado más de 150.000 georritmogramas, determinando con instrumental muy sensible las variaciones de la resistencia cutánea. Con las personas situadas en lugares alterados, se observan incrementos desde 10 a 21 KΩ.

Según los estudios clínicos de los doctores Palm y Hartmann, la situación de la cama sobre una línea H es leve y no deben considerarse lugares patógenos por este motivo. Sin embargo, el paso sobre el cuerpo humano de una línea H puede producir trastornos circulatorios, como

*Figura 59
La geopatía modifica las constantes vitales como la resistividad de la piel*

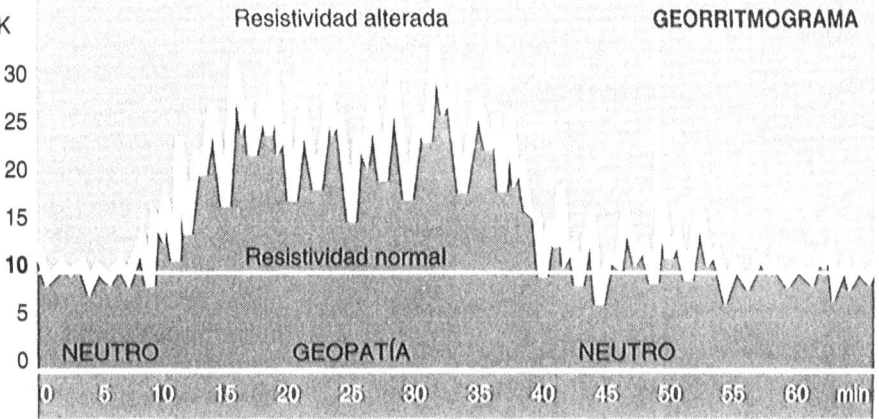

67

varices, o favorecer insomnio o pesadillas si afecta a la cabeza, en el caso de personas ultrasensibles. La situación de la persona sobre un cruce H es más grave: puede producir trastornos importantes a largo plazo, especialmente si se suma otra geopatía, como una falla o una vena de agua, entonces decimos que se trata de un punto geopatógeno o una zona cáncer.

También se producen interacciones con los campos electromagnéticos artificiales. El cruce de la red H, y en menor medida el de Curry, parece tener el efecto de focalizar las radiaciones del entorno.

Las patologías mas frecuentes ocasionadas por las zonas perturbadas son de caracter desvitalizante, inicialmente trastornos del sueño, agotamiento y astenia. Con exposiciones mayores, aparecen trastornos respiratorios, problemas circulatorios, trastornos cardíacos, afecciones gástricas y en los casos más graves, anomalías metabólicas e incluso el cáncer. Generalmente, los trastornos se resuelven, sin necesidad de medicamentos, con solo trasladar la cama o puesto de trabajo a un lugar no perturbado, dentro de la denominada zona neutra.

El latido de la Tierra

Estas redes, por su esencia electromagnética, fluctúan ante cualquier fenómeno meteorológico o cambio energético local. Veinticuatro horas antes de un frente de bajas presiones, el campo electroatmosférico se carga hasta 50 KHz y las constantes de la red H se modifican con un incremento del 100%; en suelo volcánico, como en Granada o en la comarca de Olot, la alteración puede ser del 300%. Las redes geomagnéticas se modifican durante una tormenta magnética solar y también les afectan las anomalías gravitatorias y magnéticas durante los eclipses. Un eclipse solar puede aumentar el ancho de banda de la malla H hasta 0,80 m y, en menor medida, también un eclipse lunar.

Figura 60
Las alteraciones de la red H permitirían prever un terremoto

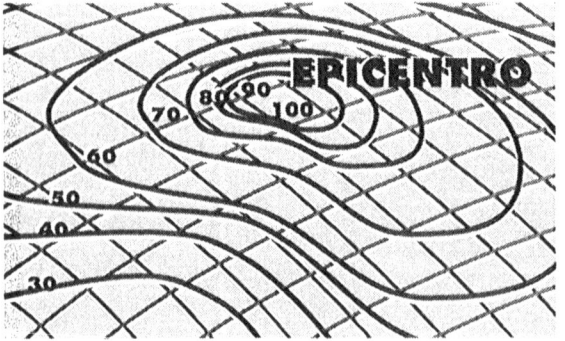

Se han observado importantes alteraciones de las redes geomagnéticas por dislocaciones tectónicas. En caso de sismo, la Red H varía en intensidad y anchura de banda, hasta 1,20 m, desde doce horas hasta algunas semanas antes de un terremoto, en directa proporción a las enormes presiones tectónicas anteriores al sismo. Al producirse el temblor de tierra y descargarse la tensión del subsuelo, la Red H recupera sus constantes normales. El estudio de estas variaciones energéticas ha sido propuesto como un método para la detección precoz de movimientos sísmicos por Blanche Merz y otros investigadores.

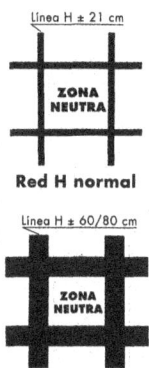

Red H normal

Red H alterada

Figura 61
El ancho de banda de la red H fluctúa ostensiblemente

Las redes geomagnéticas pueden ser también alteradas durante varios días por las explosiones atómicas subterráneas y por las instalaciones eléctricas, como líneas de alta tensión o transformadores. Y pueden ser desviadas por las construcciones arquitectónicas, en función de la forma y el material utilizado. Neufert, en *El arte de proyectar en arquitectura*, menciona que en los espacios con proporción aúrea no se observan perturbaciones, es decir locales de 3 m de altura, 5 m de anchura, y 8 m de longitud, o múltiplos de esas cotas. En la construcción de su propia casa, Mariano Bueno ha observado como la estructura de hormigón armado desvía la línea H, desdoblándola a ambos lados del muro. Igualmente, el geobiólogo Mario Fernández ha observado como la Red H se desplaza debido al incremento de la carga estática de muebles metálicos, tan frecuentes en las oficinas, a lo largo de la jornada laboral. Estas interacciones electromagnéticas requieren más estudio e investigación.

Biorritmos telúricos

Como ya anticipamos en la primera parte, se producen además variaciones temporales de la intensidad de las redes geomagnéticas, y de todas las geopatías, que afectan a la actividad y a la salud de las personas. Especialmente significativo es el ciclo circadiano, que siguen todas las anomalías telúricas. Cada 24 horas, se observa un incremento de la intensidad de las radiaciones con un pico máximo que se produce entre las 2 y las 4 de la madrugada, hora solar o GTM, o sea al alba. Este es el despertador natural de los pájaros y el motivo del canto del gallo antes del amanecer. Y también es el momento de máxima lucidez mental, favorable para la meditación de los monjes. En este período se observa un máximo estadístico de las muertes clínicas y también de los partos, y es el momento de la máxima helada. Con frecuencia, a esta hora los bebés lloran, y los que sufren de sueño ligero o insomnio crónico se despiertan.

Igualmente, se observa un mínimo de radiación telúrica entre las 2 y las 4 de la tarde, siempre hora GTM, corresponde a la tradicional hora del té, según la tradicional costumbre hindú, un buen momento para la relajante siesta.

Casa cáncer, lugar cáncer

Definimos, pues, el lugar cáncer como el hábitat humano o lugar geográfico altamente patógeno, afectado por una o varias geopatías graves, derivadas de las radiaciones telúricas de alta frecuencia que emergen verticalmente del substrato geológico. Esta situación produce a corto o medio plazo patologías psicofísicas en sus moradores, afectando progresivamente a su salud física y mental y produciendo enfermedades degenerativas a largo plazo.

El concepto de lugar cáncer, o patógeno, se amplía modernamente por la profusión de domopatías de origen tecnológico que inciden en el espacio habitable, especialmente debido a la contaminación invisible por campos electromagnéticos, CEM.

9. Otras domopatías

Meteoropatías

No hace falta ser un maestro del *feng´shui* para saber que los nocivos efectos biológicos de las geopatías pueden verse agravados si nuestra casa está demasiado expuesta a los agentes atmosféricos. Como ya adelantamos en el capítulo 3, los cambios de tiempo nos afectan profundamente, hasta los huesos. El concepto de meteoropatías se refiere a aquellos trastornos de la salud humana y alteraciones del confort en el espacio habitable, que podemos relacionar directamente con el clima y el tiempo meteorológico.

Bajo la presión del viento ciertas partes vibrantes del edificio, como los aleros, pueden producir molestos ultrasonidos

Las radiaciones procedentes del Sol y del cosmos, los movimientos atmosféricos y las variaciones climáticas tienen efectos importantes en la salud humana; este es el campo de estudio de la biometeorología*. La atmósfera protege al planeta frente a las radiaciones provenientes del Sol y del espacio exterior. En la estratosfera, la capa de ozono tiene la función de filtrar una gran parte de las radiaciones peligrosas, los rayos cósmicos, los rayos X y la fracción de los rayos ultravioleta de más alta frecuencia UVB y UVC. La capa de ozono, sin embargo, deja pasar los benéficos rayos UVA, la luz visible y los caloríficos rayos infrarrojos del Sol, la mayor parte de las microondas y radiofrecuencias. Ac-

Figura 62
La atmósfera nos protege

tualmente, debido al deterioro de la capa de ozono por la contaminación por CFC, una buena parte de esas radiaciones ionizantes llega a la superficie del planeta con efectos nocivos para la salud.

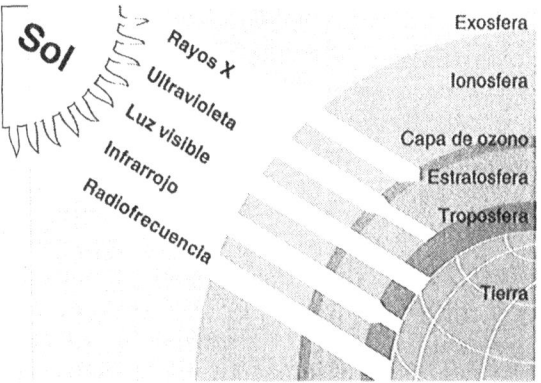

Los cambios de presión atmosférica y las alteraciones del potencial eléctrico de la atmósfera

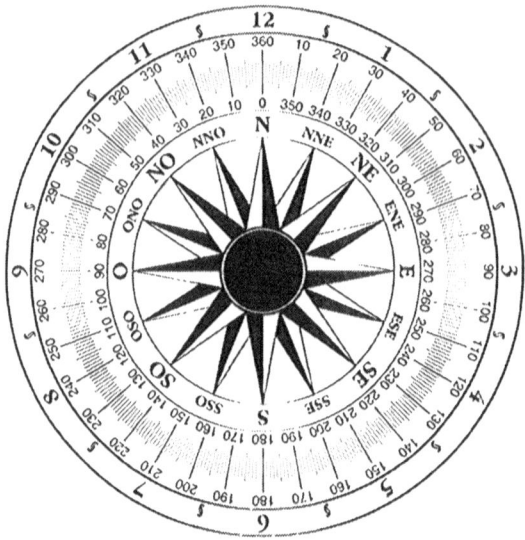

Figura 63
Rosa de
los Vientos

influyen en el estado de ánimo, el rendimiento inte-lectual y el tono muscular.

Nos afectan positiva-mente las brisas, y negati-vamente los vientos fuer-tes, especialmente si son secos, cuya carga iónica positiva (+) es causa de estrés. Los iones negati-vos tienen importantes efectos terapéuticos. Los cambios de tiempo afec-tan también a la humedad atmosférica, el exceso de humedad nos agobia y una gran sequedad en el aire nos irrita y vuelve excitables. Se han determinado los umbrales de confort de la humedad ambiental, que debe estar alrededor del 50 % de humedad relativa. Por deba-jo del 30 % y por encima del 70 %, el confort desaparece y las sensaciones térmicas se acentúan.

Tecnopatías

A diferencia del campo geomagnético terrestre que varía muy poco en el tiempo, la tecnología introduce en nuestro hábitat multitud de campos magnéticos pulsantes. Los más frecuentes son denominados ELF *(extremely low fre-cuency),* como la corriente industrial de 50 Hz (50 ciclos por segundo). Hasta llegar a la muy alta frecuencia de las radiofrecuencias, RF, y las microondas, MO, que vibran con muchos gigaherzios (GHz: millones de Hz).

Todos los campos electromagnéticos, CEM, tienen efectos nocivos para la salud. Este mensaje pulsante causa estrés nervioso, acelera las ondas cerebrales y otros biorritmos, y llega a alterar el equilibrio en el medio celular. El efecto sinergia se produce cuando el sistema biológico sufre la agresión simultánea de diversos agen-tes, por ejemplo geopatía y CEM, o contaminación quími-ca más CEM, lo que amplifica los efectos nocivos.

Frecuentemente, se citan casos de alergia electro-magnética*. La tensión eléctrica y la carga iónica de la atmósfera en presencia de alérgenos como polen, polvo, etc, causa un incremento del asma y alergias. Esta hipersensibilidad puede ser causada por el estrés producido en el medio celular por *electrosmog*. Este ha sido el caso de la primera demanda judicial aceptada a trámite en España, contra Iberdrola, por contaminación electromagnética. El afectado ingresó en coma en urgencias, después de vivir diez años encima de un transformador, con un grave cuadro de alergia electromagnética que también afectó muy gravemente a su esposa e hijos.

Ver
Estrés de Alta
Tensión

Los orígenes de los CEM están en muchas fuentes electromagnéticas: la red de alta tensión, AT, centrales y subestaciones transformadoras; la red eléctrica de distribución, red local y transformadores urbanos; la red doméstica, ordenadores, microondas y electrodomésticos. La telefonía móvil y telecomunicaciones.

Es preciso mencionar la resolución del Parlamento Europeo A3-0238/94. Esta resolución solicita controlar las pantallas de visualización, y la creación de pasillos AT, excluyendo de ellos toda actividad humana permanente, especialmente la vivienda. También se recomienda el etiquetado preventivo de todos los aparatos productores de CEM, de modo similar al tabaco, con indicación de los valores de emisión de campos eléctrico y magnético. Y finalmente promover un programa de investigación, de ámbito europeo, sobre. los riesgos biológicos.

Figura 64
En el entorno
doméstico nos
amenazan
muchas
domopatías

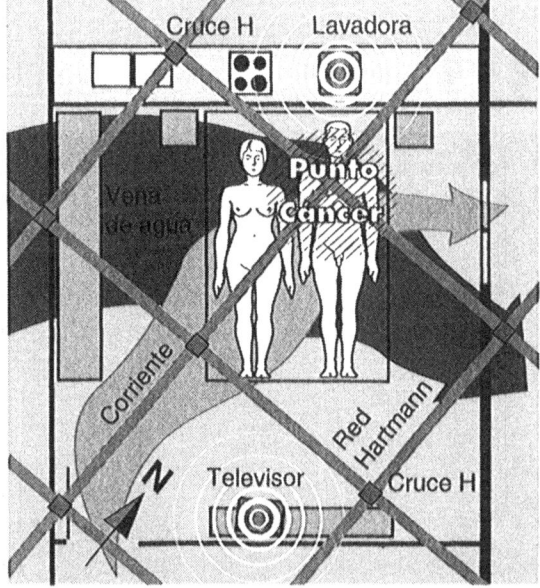

La creciente preocupación por los efectos biológicos de las radiaciones no ionizantes de baja frecuencia (ELF, RF, MO) ha llevado a la creación del ICNIRP, *International Commisssion On Non Ionizing Radiation Protection*, presidida por el Dr. Repacholi. En España, la Dra. Jocelyne Leal, investiga los riesgos biológicos y los usos terapéuticos de los campos electromagnéticos, lo que le ha llevado a promover el Centro Europeo de Bioelectromagnética, *The European Bioelectromagnetics Centre*, dedicado a Investigación y Desarrollo, Medio Ambiente, Salud y Transferencia de Tecnología.

La geobiología considera que la saturación de campos electromagnéticos está minando las defensas de nuestro sistema inmunitario, y nos hace más vulnerables a los efectos nocivos de las geopatías y otros contaminantes ambientales. Este *electrosmog* puede llegar a interactuar a nivel orgánico, celular y molecular e incluso tener efectos mutágenos* sobre el ADN.

El edificio enfermo

Es el fruto de una pseudo arquitectura muy patógena, cuyo mejor exponente son los modernos edificios enfermantes de vidrio y acero, desarrollados bajo el concepto "todo eléctrico". Un hecho que multitud de arquitectos y expertos en salud del trabajo han venido observando durante años. El Instituto de Seguridad e Higiene en el Trabajo, ISTH, dependiente del Ministerio de Trabajo publica, en 1996, un estudio sobre *El Síndrome del Edificio Enfermo, SEE,* que da respaldo oficial a un hecho ya conocido.

Síndrome del Edificio Enfermo

Es un término acuñado para definir las patologías de las modernas construcciones de acero y vidrio, "todo eléctrico". El clima interior, con una calidad del aire totalmente artificial, afecta a la salud de los trabajadores y al rendimiento laboral, con mayor riesgo de errores y accidentes. SEE es el conjunto de patologías de origen tecnológico debidas a los materiales y revestimientos no biológicos, especialmente amianto, hormigón, fibra de vidrio, plásticos y fibras sintéticas, etc. Y también por la presencia de contaminación química, ruido, vibraciones, como las emisiones electromagnéticas o ionizantes producidas por líneas de media y baja tensión, TV, ordenadores, microondas, fotocopiadoras, aire acondicionado, gas radón, etc.

10. El hombre antena

Sensibilidad a las radiaciones

La geobiología propone una visión del ser humano como captador de energía. Un organismo bioeléctrico que, como una antena, emite y recibe energía, superando la visión química y mecanicista, del siglo XVIII, que veía los organismos vivos como complejos relojes. Somos algo más que un enorme mecano con más de 10.000 millones de células. Todo proceso microbiológico, más que químico es, en esencia, electroquímico. Y por tanto los componentes energéticos, básicamente electromagnéticos, son los definidores de toda reacción atómica, molecular y celular. No podemos vivir sin radiaciones naturales, y se crea desequilibrio tanto por carencia como por exceso de radiaciones absorbidas o emitidas.

Es preciso encontrar el equilibrio biológico, y la dosis de sol aceptable no es la misma para un rostro pálido pecoso de ascendencia celta que para una morenaza mulata

El universo es radiación. Todo es energía. El planeta es un cuerpo radiante que, aunque es un astro frío y no radía luz visible, emite un amplio espectro electromagnético, desde los rayos gamma hasta las microondas y radiofrecuencias. En cualquier parte de nuestro planeta podemos percibir radiaciones procedentes del sustrato geológico, sentimos el flujo electromagnético de la atmósfera y también captamos la radiación solar y los rayos cósmicos.

Hoy se usa radioterapia para tratar un tumor, se utilizan microondas en la rehabilitación o se elimina la obstrucción arterial con radiofrecuencias. Y usamos tecnología electrónica para el diagnóstico de las constantes vitales, como el cardiograma o la resonancia magnética nuclear. Esto evidencia las interacciones bioelectrónicas.

Todas las bandas de radiaciones tienen acción biológica, a escala celular, molecular y atómica

Según las investigaciones de la Dra. Jocelyne Leal, del Instituto de Bioelectromagnetismo del Hospital Ramón y Cajal de Madrid, somos una antena muy sensible a partir de 30 MHz (VHF), la frecuencia que emite TVE, con un máximo de sensibilidad para ≈40 MHz. La cabeza, especialmente cerebro y ojos, absorbe la máxima radiación.

Electromagnetismo biológico

Nuestro cuerpo es una máquina bioeléctrica y como afirma el Dr. Graham, del *Midwest Research Institut* de Kansas, los campos electromagnéticos artificiales producen alteraciones en el corazón y en el cerebro, causando pérdida de atención, retraso en las decisiones y menor capacidad de reacción. En el cuerpo humano hay muchos fenómenos eléctricos, pues nuestro cerebro genera impulsos eléctricos medibles con el encefalograma, EEG, y produce débiles campos magnéticos variables del orden de 10^{-9} Gauss que reflejan la actividad cerebral. Las neuronas envian constantemente mensajes electronerviosos que permiten coordinar órganos y músculos. La actividad del corazón produce impulsos nerviosos registrables con el cardiograma, ECG, y un débil campo magnético pulsante de $5x10^{-7}$ Gauss.

Descalzos sobre la arena de la playa o el césped húmedo de rocío, la resistencia eléctrica de la piel es de 15-20 KΩ. Pero al caminar sobre suelo aislante como el asfalto, con ropa y calzado sintético, la resistencia cutánea sube a 100 KΩ y la tensión eléctrica corporal, normalmente de 150 a 200 V, puede llegar a ser verdadero estrés de alta tensión, más de 20.000 V de pies a cabeza. Basta tumbarse en la playa, hacer tierra, y la carga se reduce a sólo 20-30 V.

Pisar la tierra, conectar con el agua, recibir el sol, sentir el viento en la piel, ascender a las montañas y captar la radiación cósmica permite reequilibrar las cargas ambientales, positivas (cosmos) o negativas (tierra). El lugar nos enferma, cuando nos aislamos de la naturaleza y perdemos la sensibilidad natural para encon-

Conectar con la naturaleza, es la mejor manera de captar las energías naturales y armonizar nuestra salud

*Figura 65
Hacer tierra elimina el estrés*

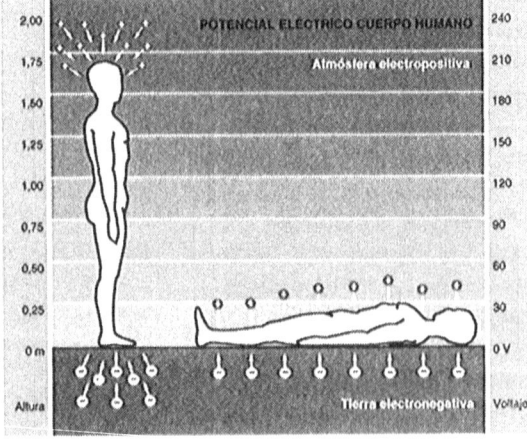

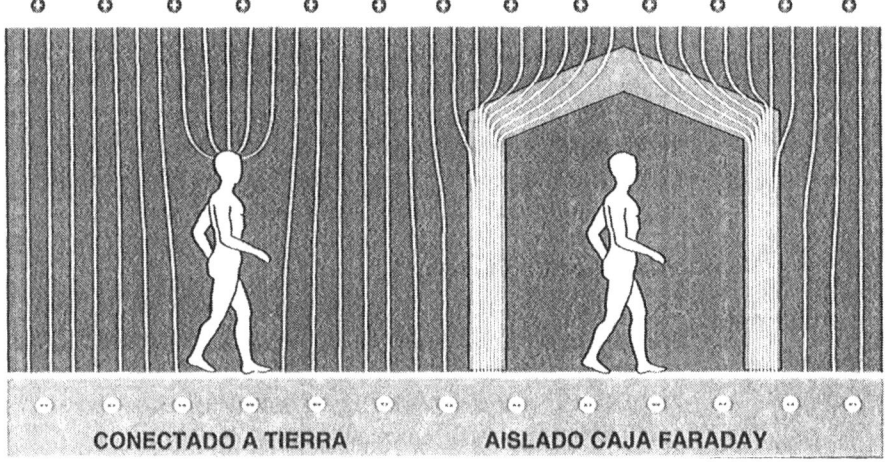

CONECTADO A TIERRA   AISLADO CAJA FARADAY

trar el buen sitio. El ser humano natural, como todos los niveles biológicos, tiene conciencia de pertenecer a un lugar adecuado para su organismo, su biotopo.

Entorno y salud óptima

Estar sano es algo más que no estar enfermo. La salud óptima, según exige la NASA a los aspirantes a astronautas, se define como la armonía de todos los factores, internos y externos, que intervienen en el equilibrio psicofísico y determinan el rendimiento físico, emocional y mental.

Debemos considerar la influencia de todos los factores internos, aspectos morfológicos, físicos y genéticos, caracteriológicos, emocionales y mentales, y los comportamentales, individuales, de pareja y sociales. De otro lado, influyen los elementos exteriores, como nutrición, educación, entorno urbano o rural, clima y ecología ambiental, integrando todos los *inputs* que una persona recibe del exterior en su vida. La información, energías y substancias que cada uno capta definen su calidad ambiental. La asimilación a nivel energético, celular, psíquico y mental, define su funcionamiento como persona.

Toda emisión energética del entorno porta también información. No es lo mismo una emisión constante de energía, que una pulsante con ritmo regular o irregular.

Los organismos, desde el nivel físico hasta el celular, responden a estas variaciones energéticas acoplándose u oponiéndose a ellas. En el medio urbano, en exceso tec-

Figura 66
Dentro de la casa estamos desconectados del campo electroatmosférico.

Los astronautas deben responder siempre al máximo en un entorno de alto riesgo tan exigente como el espacio orbital

77

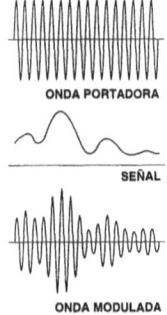

ONDA PORTADORA

SEÑAL

ONDA MODULADA

Figura 67
Las variaciones
de amplitud
llevan el mensaje

Figura 68
La membrana es
un elemento
universal en todo
ser vivo celular

nificado, con frecuencia los mensajes son desarmonizadores e inducen estrés. Por el contrario, en el medio natural captamos buenas vibraciones, energías cosmotelúricas que tienden a reequilibrar nuestro organismo. Esta información modulada como bits informáticos, que transporta toda emisión de energía, es determinante para lograr ese equilibrio integral que es la salud.

Vibraciones celulares

La biología moderna considera a la célula un colector y emisor de ondas que actúa como un circuito electrónico oscilante. La célula, componente básico de todo ser vivo, apenas 10^{-6} cm^2, es capaz de vibrar a una frecuencia de oscilación muy alta, modificándola en respuesta a los cambios en su microambiente iónico. La célula es básicamente un medio acuoso separado por una membrana.

Podemos decir que la vida surge del equilibrio dinámico entre ondas recibidas y emitidas, y la salud depende del equilibrio oscilatorio de sus células. Un desequilibrio oscilatorio, causado por energías nocivas, que permanece y no se corrige, provoca una patología, como se observa en el ADN procedente de células cancerosas.

Las substancias tóxicas, ciertos medicamentos antitumorales, o el ambiente ionizado favorecen los radicales libres y agreden nuestro medio orgánico a nivel atómico y molecular, dañan sobre todo las membranas celulares y las proteínas, alteran la función metabólica y son capaces de inducir efectos mutágenos. Los radicales libres se producen continuamente en el organismo como producto del metabolismo del oxígeno (O_2, H_2O_2, OH), pero en un organismo sano los enzimas los neutralizan en apenas una millonésima de segundo. Llamamos radicales libres a ciertos átomos y moléculas ionizados positivamente (carga +). La gran reactividad de los iones (+), especialmente los metálicos, llegan a dañar el núcleo celular y el material genético.

Los intercambios iónicos y moleculares a través

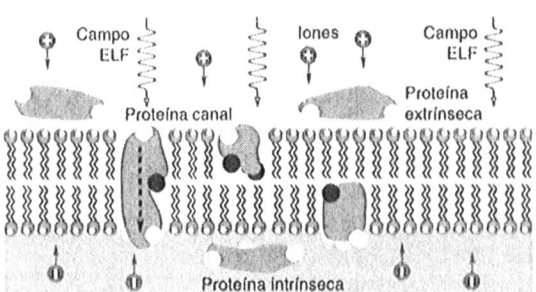

Campo ELF   Iones   Campo ELF

Proteína canal   Proteína extrínseca

Proteína intrínseca

de la membrana celular se armonizan gracias a la función protectora de las vitaminas, especialmente A, C, y E. Las vitaminas naturales, no así las sintéticas por su polaridad contraria, tienen un efecto protector frente a la agresión de los campos electromagnéticos y los radicales libres.

Hormonas como mensajeros

Según las investigaciones de Robert Endrös, el sistema endocrino responde a la radiación electromagnética del ambiente, especialmente las microondas, MO. Nuestro sistema hormonal es responsable de las respuestas ins-tintivas, actúa independientemente del sistema nervioso y por tanto de nuestro control consciente.

El sistema endocrino está compuesto por siete glán-dulas, productoras de diferentes hormonas. Éstas son la epífisis o pineal, la hipófisis, el tiroides, el timo, el pán-creas, las suprarrenales y las gónadas o genitales.

Las hormonas responden, ante cualquier alteración ambiental, estrés, ruido, geopatía. Son rapidísimos men-sajeros electroquímicos, capaces de enviar un mensaje a cualquier punto del cuerpo en un instante, la velocidad de transmisión llega a 50 cm/seg.

Endrös encuentra que las diferentes glándulas hormo-nales del cuerpo emiten en la banda de microondas. Esta emisión de MO cambia ante cualquier variación de la radiación ambiental.

Por ejemplo sobre una geopatía, la glándula timo redu-ce su actividad, derrumba el estado de ánimo y la activi-dad del sistema inmunitario. A la epífisis, o glándula pineal se le atribuye sensibili-dad a la luz. Los estudios de Endrös observan reacciones de la epífisis a la radiación electromagnética de microon-das con longitudes de onda de 6 a 16 cm, una percepción similar al radar que deberemos considerar para explicar fenómenos como la radiestesia. El siste-ma endocrino es un complejo sistema de respuesta biológica más rápido que el pensamiento, en el que el sistema ner-vioso central voluntario no participa de manera prioritaria.

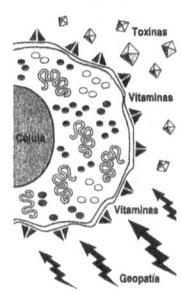

Figura 69
Las vitaminas son un escudo frente a las agresiones

Figura 70
La palabra griega thymus *significa alma, ánimo, valor*
La glándula timo se sitúa en el centro del pecho, tras el esternón

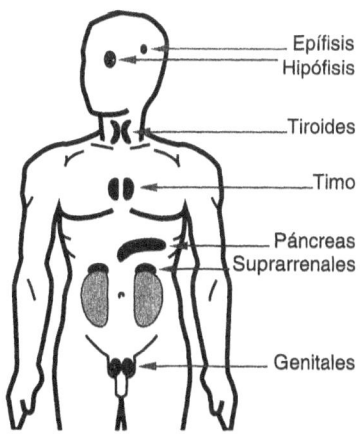

Epífisis
Hipófisis
Tiroides
Timo
Páncreas
Suprarrenales
Genitales

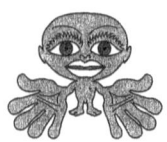

Figura 71
El "Homúnculo"
visualiza la
importancia
de los cinco
sentidos

"La piel es la
frontera entre
nosotros y el
universo", una
ventana sensorial
a través de la
cual conectamos
con la realidad
del planeta

Cinco sentidos

También absorbemos a través de los sentidos, energía e información, con claros efectos biológicos y psicológicos. Vista, oído, olor y sabor son sentidos vitales en todas las dimensiones de la vida, decimos "regalarnos los sentidos", y a través de ellos captamos energía e información del entorno. Pero el tacto, el más primigenio de todos, es dominante en nuestra conducta, es un sentido múltiple. Frío y calor, presión y punción, rugoso y liso, seco y húmedo, dolor y placer, son algunos sensores de detección táctil diferentes que posee la piel. Pero menos conocida es la capacidad de la piel como antena de radiofrecuencia, capaz de captar electricidad y magnetismo.

Ruido y música

Una influencia agresora, en el entorno urbano, es el ruido o simplemente el exceso de música no deseada. El oído nunca descansa, ni siquiera dormidos o anestesiados. A través del sonido nuestro oído recibe energía vibratoria, a veces con muchos watios de potencia mecánica, gritos, sirenas, metro, obras, discotecas, etc., pero recibimos sobre todo información.

No produce el mismo efecto, en nuestras hormonas y en nuestras neuronas, el ritmo vivo y sensual de una samba, que el martilleo atronador, exacto y automático, de un ritmo tecno o de música máquina. Como no es igual el mensaje y el impacto subliminal de una sonata de Mozart, que un cuarteto barroco de Bach.

Y no es lo mismo música "en vivo" que la misma en lata, reproducida por sistemas electrónicos. La música en

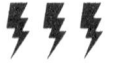

Energía e información

Los intercambios con el medio ocurren no sólo a nivel químico, constantemente absorbemos materia, energía e información.

La calidad energética del aire y de los alimentos, como la tensión eléctrica, el magnetismo y la carga iónica, son determinantes para nuestro balance energético.

Sabemos que, como todo el estilo de vida, lo que sabemos, lo que pensamos y lo que sentimos influye en las respuestas funcionales del organismo.

directo nos aporta, además, la emoción y toda la energía vital de los intérpretes, totalmente ausente en la música "muerta" de una grabación, que además nos contamina con el *electrosmog*.

Estamos faltos tanto de silencio como de armonía y hoy, autores *new age* nos venden como un lujo sonidos terapéuticos, naturaleza en lata, el rumor del viento en los árboles, el ruido del mar o el canto de los pájaros, con efectos relajantes y vitalizantes evidentes.

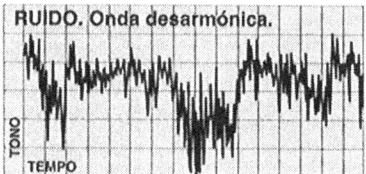

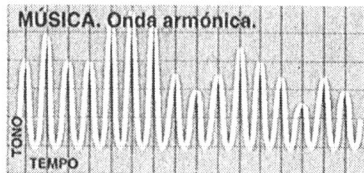

Factores de salud

La moderna medicina preventiva se acerca cada vez más a la visión de la medicina tradicional china. Según este modelo, el buen médico, el que se hace rico, es el que menos enfermos tiene. O sea el que se cuida de que sus pacientes no enfermen, casi nunca le necesiten y logren esa salud óptima. Por el contrario, el médico occidental, para triunfar, necesita que el enfermo dependa crónicamente de él, en el fondo, tiene menos motivación para curarlo, pues pierde al cliente. Una actitud coherente con el modelo de economía perversa, basada en la maximización del producto interior bruto, PIB, que mide la riqueza de un país sólo cuantitativamente, y vemos claramente que más no es siempre sinónimo de mejor.

De acuerdo con la OMS, el estilo de vida de una población y el medio ambiente son factores determinantes de la salud. No podemos modificar la genética, y las inversiones en el sistema sanitario son poco eficaces para la salud del país. La educación para la salud es mucho más rentable, es verdadera medicina preventiva. El estilo de vida se basa en la alimentación, se desarrolla con las relaciones humanas, se completa con la actividad física y se culmina con el pensamiento.

Como sabe cualquier médico chino, los vegetales frescos son un seguro de larga vida. Además de infusiones de setas casi mágicas como la TRM, alimentos sencillos como el ajo, la cebolla,

Figura 72
La armonía es
la diferencia

El PIB contabiliza
como crecimiento
económico una
guerra o un terre-
moto, porque
genera muchas
inversiones en
obras de recons-
trucción del país

Figura 73
La salud óptima
está en nuestras
manos

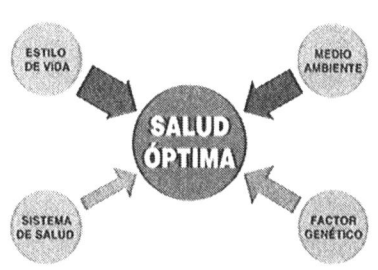

81

la col, los nabos y el brécol, tienen probados efectos anti-cancerígenos. Para el médico chino, es muy importante el carácter, el orden y la regularidad de los hábitos cotidianos, comida, trabajo, descanso y calidad del sueño.

La ciencia china a través del *feng'shui,* como la geobiología científica, ha dado mucha importancia desde siempre a la relación del ser humano con las energías del paisaje, las Venas del Dragón y del Tigre, y por tanto exige considerar el relieve y los vientos, y estudiar las radiaciones y la calidad del subsuelo, evitando las Salidas de los Demonios, antes de ubicar una casa.

En el entorno urbano, la vida sedentaria nos deja sin defensas, el ritmo de ansiedad y estrés crece, es un círculo vicioso. Crear un círculo virtuoso exige un cambio de hábitos y salir de la ciudad, respirar aire puro y hacer ejercicio suave y regular en la naturaleza.

Las relaciones interpersonales son vitales. Si hay mala vibración en el grupo, todo el mundo se siente peor, disminuye el rendimiento personal y sube el consumo de fármacos, analgésicos y antidepresivos. Al contrario, todos sabemos el empujón de energía vital y entusiasmo que es ilusionarse con un proyecto y más aún enamorarse.

Las técnicas psicofísicas, como el yoga, el zen o el *tai-'chi,* pueden acudir en nuestra ayuda. Pero la kinesología médica muestra, como veremos en la parte 4, que la alegría, la sonrisa y más aún la risa franca tonifican instantáneamente el sistema de defensas. Emociones y pensamientos gobiernan nuestro sistema biológico. La coherencia entre idea, deseo y acción, crea una armonía vital, nos lleva hacia la salud óptima, logrando la ecología interna.

Figura 74

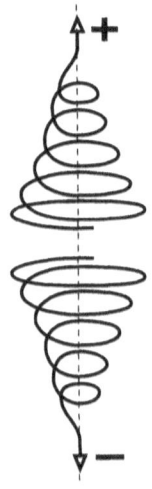

El círculo virtuoso crea y el vicioso destruye

11. Fisiología del sueño

Dormir y soñar

La geobiología concede mucha importancia al tiempo y el espacio del sueño. El sueño es vital, es una tercera parte de nuestra vida, dormir bien es más importante que comer. El estrés repercute en la calidad del sueño, lo altera en su estructura y si persiste llega a impedirlo totalmente, estableciéndose el insomnio.

No podemos vivir sin el sueño, precisamos de 5 a 8 horas diarias de buen sueño, según sea nuestra actividad, caracter y edad, e importa más la calidad que la cantidad.

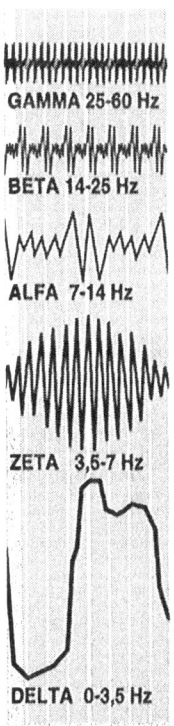

Figura 75
Ondas
cerebrales

Con el encefalograma, EEG, podemos registrar las ondas cerebrales y la profundidad del sueño. Agresivos o bajo estrés emitimos ondas gamma (γ) entre 25 y 50 Hz, activos y despiertos producimos ondas beta (β), entre 14 y 25 Hz, características de la vigilia. Al relajarnos generamos ondas alfa (α), entre 7 y 14 Hz, típicas del relax y la ensoñación. Al profundizar en el sueño entramos en el nivel zeta (θ) entre 3,5 y 7 Hz, el nivel de la hipnosis clínica y la reelaboración de las experiencias psíquicas. Y en la fase de sueño más profundo alcanzamos el nivel delta (δ), entre 0 y 3,5 Hz, donde se obtiene el descanso muscular y la regeneración orgánica.

El buen sitio es necesario para lograr el biorritmo natural del sueño, esencial para el buen descanso. Y precisamos hábitos sanos y regulares de sueño, durmiendo las horas necesarias cada día, y a la misma hora. Debemos programar el inicio y el final del sueño con ciclos enteros de 90 minutos, pues el sueño tiene una estructura temporal peculiar. O sea que podemos dormir 2, 3, 4 o 5 ciclos enteros, correspondientes a 3 - 4,30 - 6 o 7,30 horas cada noche. Debemos añadir un período de entrada al sueño de 15 a 20 minutos. No respetar los ciclos del sueño hace que despertemos desencajados y con resaca.

Se producen dos tipos de sueño, el 75% es sueño lento, llamado NREM, y el 25% sueño paradójico, llama-

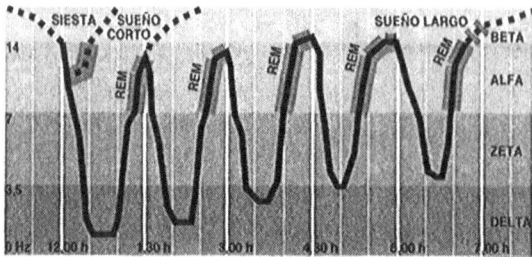

do REM, *rapid eyes movement,* caracterizado por los movimientos oculares rápidos. En la fase REM es cuando soñamos, el soñar es imprescindible para el equilibrio psíquico.

Precisamos una higiene del sueño: en el aspecto psíquico, dejar a un lado el estrés y las preocupaciones; y en el aspecto físico, una correcta alimentación, suficiente actividad, horarios regulares y el buen sitio. El *electrosmog,* el cambio de horario (dormir de día por turno de trabajo), el ruido o demasiada luz pueden alterar el ciclo de la melatonina, y ser causas de patologías del sueño.

Figura 76
Un cuarto de hora de duermevela es el tiempo de una siesta, si necesitamos más es mejor dormir un ciclo completo

El insomnio es causa de mal humor, irritabilidad, falta de concentración, pérdida de memoria, y por supuesto somnolencia. Esto puede conducir a un descenso del rendimiento laboral y ser causa de accidentes de circulación. El uso generalizado de tranquilizantes e hipnóticos lleva a una mala calidad del sueño, y los efectos farmacológicos duran hasta tres meses. Sabemos que el *electrosmog* y las geopatías, como los fármacos y el alcohol, desestructuran el sueño, rompen sus ciclos naturales, reducen e incluso impiden la vital fase REM.

El 70% de la población presenta algún problema del sueño, y un 25% de la población sufre un problema grave. El insomnio llega a ser la segunda causa de consulta en ambulatorios.

El lugar donde dormimos

La geobiología, como medicina del hábitat, nos muestra que la elección del sitio donde dormimos es vital. Es preciso prestar atención a la calidad de la cama, el tipo de superficie, la dureza del colchón y el microclima en la habitación, especialmente la temperatura y la humedad. Como ya se ha mencionado, también debemos considerar la orientación magnética, y especialmente la existencia de ruido, *electrosmog* o geopatías.

12. Patologías ambientales

Casos clínicos

La experiencia de un geobiólogo muestra la gravedad de las domopatías. Es típico el caso de un niño de 18 meses, en Asturias, que se despierta por la noche, grita, tiene pesadillas, se destapa, se resfría constantemente y no come apenas. La cuna está en una zona geopatógena. Al desplazar su cuna a una zona neutra y orientarla al Este, cesan los problemas en menos de dos semanas.

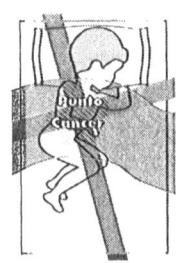

Diez horas diarias frente al ordenador agravan la geopatía de la casa, este programador presenta agotamiento, estrés, cefaleas, delgadez extrema, impotencia y esterilidad. Duerme, come y ve televisión en lugares con geopatía. Su mujer también está afectada pero con síntomas leves, pues tiene un trabajo sano como maestra. Neutralizar la cama, reubicar los muebles del salón-comedor y la práctica del *tai'chi*, permiten una mejoría y su esposa pronto queda embarazada.

Figura 77
La geobiología relaciona la muerte súbita de bebés, hasta ahora sin explicación clínica, con las geopatías

En Granollers, una residencia de 1800, es alterada por un pozo artesiano, la vena de agua atraviesa toda la planta. Hay graves patologías por generaciones durante dos siglos. Ambos cónyuges sufren una larga exposición pues viven y trabajan en casa, y tanto el despacho profesional como el dormitorio principal están en la vertical de la geopatía. Ella presenta envejecimiento prematuro, depresión y sufre varias operaciones, los hijos no logran rendimiento en los estudios. Aconsejamos abandonar la residencia y buscar una casa sana. No hacen caso del consejo y el marido muere de cáncer al año siguiente.

Que una farmacia sea un mal negocio en Barcelona, es un caso atípico. La investigación muestra que la caja está en zona geopatógena. El propietario presenta depresión, se ha buscado un empleo de funcionario y se plantea la jubilación anticipada por desánimo. Se aconseja decorar de nuevo el local, orientar bien la caja y neutralizarla con pantallas geomagnéticas. La mejoría psicológica es inmediata y el negocio prospera.

En nuestros archivos existen cientos de casos similares, que han podido ser resueltos buscando el buen sitio

85

Enfermedades causadas por geopatías

Existen suficientes estudios europeos y americanos, que muestran una asociación entre las domopatías y la aparición de patologías. Podemos afirmar que las geopatías y el *electrosmog* tienen efectos nocivos sobre la salud. La gravedad es creciente en función de su intensidad, la susceptibilidad personal y tiempo de exposición.

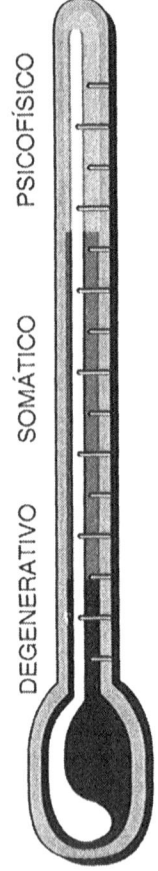

- Insomnio, trastornos del sueño, pesadillas.
- Estrés, agresividad, irritabilidad.
- Angustia, ansiedad, bulimia.
- Agotamiento psicofísico, astenia.
- Inapetencia, anorexia, depresión.
- Pérdida de memoria, falta de concentración.

- Trastornos respiratorios, rinitis, sinusitis, bronquitis.
- Trastornos cardio-vasculares, angina, infarto.
- Trastornos circulatorios, edema, varices.
- Migrañas, jaquecas, cefaleas.
- Miopía, presbicia, cataratas, retinopatías.
- Dolores cervicales, dorsales, lumbares.
- Reumatismo, gota, artrosis, artritis.
- Asma, alergias respiratorias, psoriasis.
- Hipersensibilidad psíquica, sobrexcitación, fobias.
- Amenorreas, dismenorreas, disfunción menstrual.
- Impotencia, anespermia, frigidez, esterilidad.

- Abortos, malformaciones congénitas.
- Disfunciones metabólicas, bocio, diabetes.
- Alzheimer, Parkinson.
- Esclerosis, leucemia, cáncer.
- Déficit inmunitario, sida.
- Aberraciones cromosómicas, anomalías ADN.

Figura 78
A medida que disminuye el nivel de energía vital se agravan las patologías

13. Biometeorología

Tensión eléctrica atmosférica

Estamos inmersos en un dinámico océano gaseoso, nuestra atmósfera. En la capa más sutil del planeta ocurren intensos fenómenos eléctricos y magnéticos, en directa interacción con las radiaciones solares y cósmicas, que nos afectan a nivel psicofísico.

La atmósfera terrestre se estructura en varias capas de mayor a menor densidad de aire. La troposfera, a nivel del suelo, es la más densa, se extiende hasta 8-10 km de altura. Tiene carga eléctrica negativa (–). En ella se producen la mayor parte de los fenómenos meteorológicos, vientos, nubes, tormentas, con grandes movimientos verticales de aire. Tras una capa de transición llamada tropopausa, se encuentra la estratosfera, desde 10 hasta 80 km de altitud. Es poco densa, casi irrespirable y muy estable. En la estratosfera los movimientos de aire son escasos y apenas hay nubes.

Normalmente los reactores comerciales vuelan en la cota de 10-12 km

Por encima de los 80 km, encontramos la ionosfera, sin nubes, con diversas capas altamente ionizadas, es muy conductora eléctricamente y tiene carga positiva (+). En ella se encuentra la capa de ozono, filtro protector de los rayos cósmicos, y se producen las auroras boreales. Más allá de los 1.000 km de altura está la exosfera, muy ionizada y a alta temperatura, casi el vacío absoluto.

Existe una gran tensión eléctrica entre la ionosfera (+) y la Tierra (–), que alcanza hasta 300-400.000 V. Con buen tiempo, el aire presenta una diferencia de potencial eléctrico de 120-130 V/m, a nivel del suelo. El voltaje es máximo en luna llena, y mínimo en luna nueva. Antes de una tormenta, la tensión puede llegar a 20.000 y 40.000 V/m, un estrés electromagnético que nos hace sentir nerviosos e inquietos, decimos que "el aire está cargado". Cada día más de 50.000 tormentas, con rayos y truenos, descargan esta tensión. Las montañas y todas la puntas, campanarios, árboles, como las geopatías, por su mayor carga eléctrica atraen el rayo. Después de la tormenta, la lluvia

Figura 79
El rayo es una descarga de alta tensión

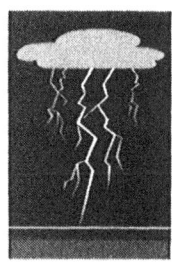

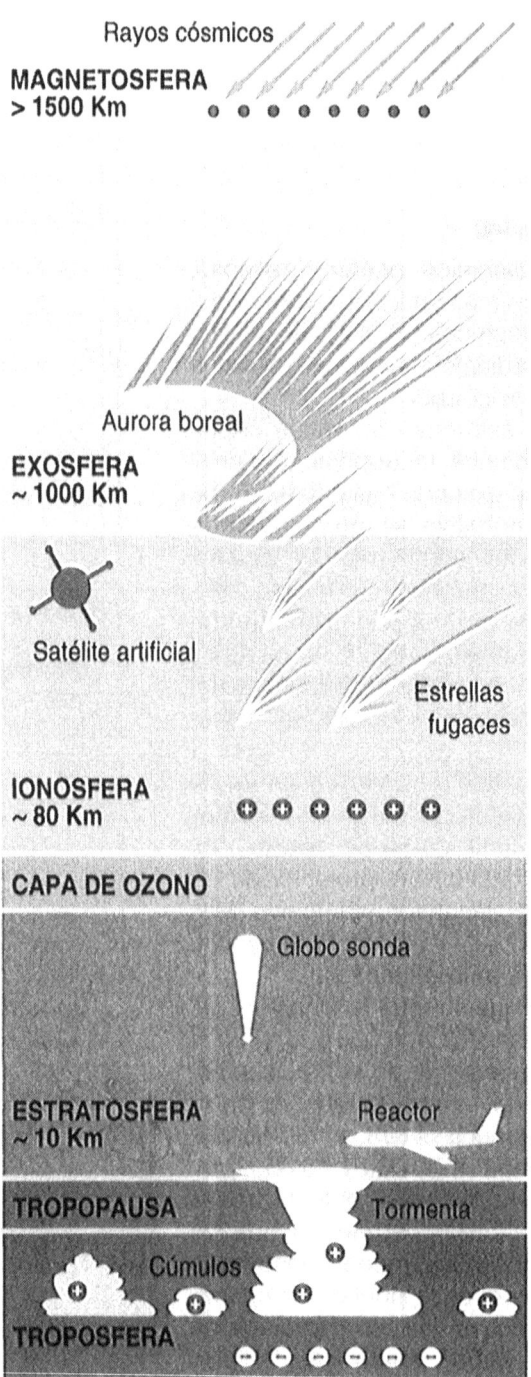

Rayos cósmicos

MAGNETOSFERA
> 1500 Km

Aurora boreal

EXOSFERA
~ 1000 Km

Satélite artificial

Estrellas fugaces

IONOSFERA
~ 80 Km

CAPA DE OZONO

Globo sonda

ESTRATOSFERA
~ 10 Km

Reactor

TROPOPAUSA

Tormenta

Cúmulos

TROPOSFERA

limpia las cargas eléctricas de la atmósfera, el aire se refresca y recupera su polaridad negativa (–).

Este campo electroatmosférico es muy fluctuante, y oscila con una frecuencia fundamental de 7,8 Hz, llamada Onda de Schumann.

Ionización atmosférica

La radiación cósmica produce un bombardeo constante sobre la Tierra, que causa en la alta atmósfera la creación cada segundo de 1 o 2 iones/cm^3. Nuestra atmósfera equivale a un blindaje de 90 cm de plomo, por lo que la mayor parte de la radiación cósmica exterior es detenida antes de alcanzar el suelo.

Los iones del aire son átomos y moléculas con carga eléctrica por el bombardeo de rayos cósmicos o radiactividad. En su estado natural, átomos y moléculas tienden a estar neutros, con igual número de electrones (–) y protones (+). Cuando se pierde uno o más electrones por un impacto de alta energía se produce un ión positivo o catión. Los aniones son los átomos o moléculas cargados negativamente y los electrones libres. La actividad meteorológica modifica el equilibrio eléctrico de la atmósfera, las tormentas y los vientos cambian el equilibrio iónico y esto nos afecta a nivel fisiológico y psicológico. Con buen tiempo, es normal una concentración de 1.000-2.000 iones/cm³, con 5 iones positivos por cada 4 negativos.

En un balneario, en un bosque virgen o en una cascada se miden 200-400.000 iones/cm³ con gran predominio de los iones negativos, que llamamos "iones felices", lo que asegura el relax. La sensación agradable de frescor, relax y bienestar que se percibe, corresponde a la presencia dominante de iones negativos. Por el contrario, antes de una tormenta o a causa de los vientos dominantes predominan los iones positivos, o "iones gruñones", y estamos tensos y agresivos. Después de la tormenta, en el bosque o a la orilla del mar, predominan los iones negativos, el ambiente es más saludable y estamos relajados.

Vientos locos

Cuando sopla el Terral, la atmósfera se carga al máximo, hasta hacerse realmente irrespirable. El Terral, como el Föehn, es un viento seco, cargado de polvo y fuertemente ionizado positivamente (+).

Periódicamente el Föehn, llamado el viento de las brujas, asola los Alpes, altera la ionización atmosférica durante semanas, y afecta a Munich y todo el sur de Alemania y especialmente, por su geomorfología, azota la ciudad de Ginebra. Según el ingeniero canadiense Fred Soyka, una víctima del Föehn en los años setenta, muchas personas tienen que huir de la ciudad, a fin de superar las fuertes crisis alérgicas o asmáticas que sufren.

El cuadro sintomático es particularmente grave si estamos entre el 25 % de personas que es "sensible al tiempo". El centro de información de Biometereología en Essen, dirigido por el Dr. Jung, informa de un lugar donde huir del Föehn.

Otros vientos insanos azotan diversas regiones: en las Rocosas el Chinook, en Israel el Sarav (o Hamsin en árabe), el Mistral en la Costa Azul, la Tramontana en Cataluña, el Sirocco en Almería y en Italia y el Simún en el Sáhara. Todos ellos vientos secos y fuertemente ionizados.

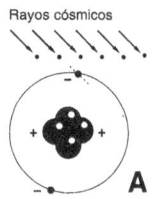

Rayos cósmicos

A

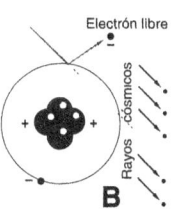

Electrón libre

B

Figura 81
A Átomo equilibrado He Antes de ser alterado por la radiación, el átomo es neutro B Átomo ionizado He⁺ Los rayos cósmicos han arrancado un electrón, resultando un ión (+)

Figura 80 (Página anterior) Estructura vertical de la atmósfera

El viento loco induce comportamiento agresivo y violento, con incremento de atentados, violaciones, suicidios y accidentes de tráfico

Efectos biológicos de los iones

Hace 2.500 años, Hipócrates, el padre de la medicina, menciona los efectos nocivos de los vientos del sur. La investigación de F. Soyka muestra que una exposición de pocas horas a los iones positivos del viento loco produce efectos benéficos a corto plazo, una sensación de agradable expectativa, euforia, ansiedad e hiperactividad. Pero a largo plazo, después de varios días, el exceso de cargas eléctricas positivas induce al insomnio crónico, agotamiento psicofísico, depresión crónica, cefaleas, sequedad de garganta, ronquera y otras dolencias respiratorias y favorece la aparición de actitudes agresivas y violentas. Una exposición crónica a los "iones gruñones" (+), en un ambiente diseñado según el modelo "todo eléctrico", saturado de equipos electromagnéticos, produce estrés, irritabilidad, malhumor y tensión permanente, también causa una reducción de la capacidad respiratoria pulmonar con síntomas de agobio, pesadez, cansancio injustificado, con los pies hinchados y son frecuentes los dolores articulares. Aquí han desaparecido todos los iones negativos a causa de la carga electrostática, el aire acondicionado, el polvo y el humo del tabaco.

En la atmósfera artificial de ciertas oficinas herméticas, gimnasios, hospitales y hoteles, como los grandes almacenes, discotecas, o el metro podemos encontrar una carga iónica de menos de 500 iones totales.

Desde 1960, el Dr. Krueger, como bacteriólogo de la Universidad de California en Berkeley, siguió las investi-

Figura 82
Los vientos modifican el equilibrio eléctrico de la atmósfera

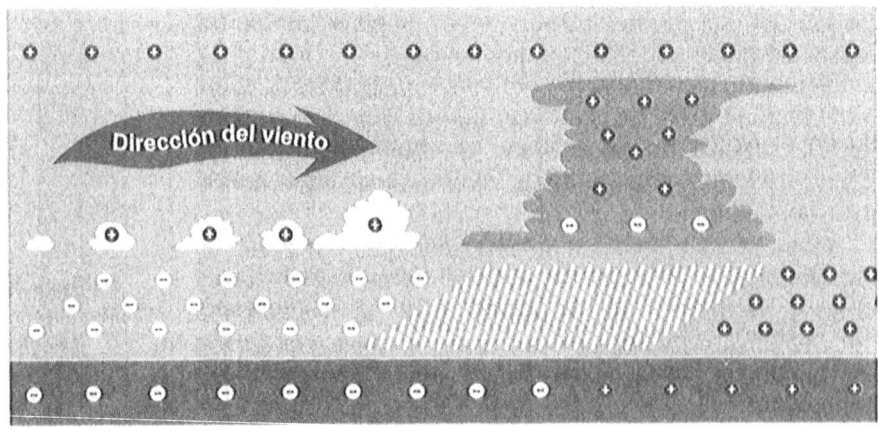

Dirección del viento

gaciones de W. Hicks en Stanford. Con rigurosas mediciones con el contador de iones del *Pollution Control Office* del Departamento de Salud, observa que un número muy pequeño de iones negativos en el aire basta para matar todas las bacterias patógenas, neutraliza el efecto tóxico del humo del tabaco, precipita el polvo y el polen, y beneficia a las personas alérgicas, asmáticas y enfermos del pulmón.

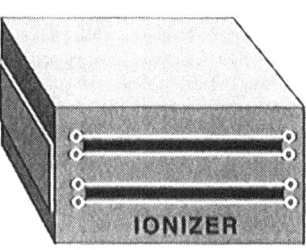

Figura 83
El ionizador logra el equilibrio eléctrico del aire

La acción biológica de los iones ha sido demostrada por las experiencias en biometeorología del Dr. Felix Sulman, de la Escuela de Farmacología Aplicada de la Universidad de Jerusalén. Los cobayas humanos, estresados voluntarios azotados por el *Sharav*, presentaban hasta el 1.000 % de incremento de la serotonina, incrementándose también la producción de histamina y adrenalina, causando hiperactividad, ansiedad, agotamiento y depresión, mientras que los iones negativos (−) duplican el efecto de la reserpina, un tranquilizante natural en el cerebro medio.

Se observa, con el contador de iones, que el incremento del número total de iones en la atmósfera favorece el desarrollo de la vida vegetal y animal. Por el contrario, el Dr. Tchijewsky ha demostrado con ensayos de laboratorio, en Rusia, que la ausencia total de iones en el aire produce la muerte de los cobayas en pocos días, la simple presencia de O_2, con ausencia total de iones no permite la respiración.

En la Olimpiada de los iones, los científicos rusos demostraron que el rendimiento deportivo, la resistencia, la velocidad y la capacidad de reacción de atletas de elite, se incrementan con los iones negativos

Terapia con iones

Algunos usos clínicos de la aeroionterapia* con iones negativos (−) han sido experimentados con éxito. Desde 1950, los doctores Kornblueh y Minehar han experimentado en el *Northeastern Hospital* de Filadelfia, la terapia de iones negativos en el tratamiento de grandes quemados, con supresión del dolor y el estrés, eliminando las cicatrices, sin necesidad de sedantes ni narcóticos. Estas experiencias se extendieron con éxito a pacientes con problemas respiratorios, como asma o fiebre del heno, que fueron corroboradas por otros hospitales de Pensilvania y Filadelfia. Tradicionalmente, se sabe que las dolencias respiratorias y reumáticas se superan con una atmósfera rica en iones negativos, el clima natural de sanatorios y balnearios.

Sulman ha observado un notable incremento del rendimiento intelectual y la capacidad de estudio en atmósferas ricas en iones, y mejor aún con ligera sobrecarga de los iones negativos. Pues los iones negativos favorecen los procesos mentales. Por otra parte, la clínica de la Universidad Católica de Argentina ha utilizado aeroionterapia con iones negativos en el tratamiento eficaz de las psiconeurosis, con cuadros agudos de ansiedad, incertidumbre, temores injustificados, obteniendo hasta un 80 % de curaciones.

Hay suficientes evidencias para proponer el uso generalizado de la aeroionterapia, que consiste en crear un microclima con iones negativos, en el entorno clínico. La instalación de generadores de iones negativos en quirófanos, UCI y UVI se traduce en una mejora de la esterilización ambiental; a partir de 10.000 iones/cm^3, se crea un ambiente general de relax que favorece la concentración del cirujano. Además, como se ha mencionado, reduce el uso de tranquilizantes y narcóticos, favorece la cicatrización, reduce el dolor y disminuye el riesgo de infecciones y hemorragias postoperatorias. Y lo más importante, tiene un coste mínimo y ningún efecto negativo secundario.

⚡⚡

Aeroionterapia

Ambiente clínico ionizado negativamente, desde 10.000 iones/cm^3 en UCI y UVI, hasta 1.000.000 iones/cm^3 en quirófanos de urgencia. Hoy asistimos a un resurgimiento de un turismo de salud, revitalizando las terapias balnearias, sin embargo los iones negativos, las gratuitas *vitaminas del aire,* se enfrentan a la industria de los tranquilizantes químicos, con poderosos intereses económicos.

14. Geofísica básica

El Sistema Solar

La Tierra está inmersa en el campo electromagnético del Sol, que se extiende más allá de los confines del Sistema Solar. Puede considerarse el sistema como una enorme máquina electromagnética en la que el Sol es el motor energético. Como una enorme bomba termonuclear, las poderosas reacciones energéticas solares producen un enorme flujo de energía. Somos conscientes de la luz y el calor del Sol, pero éste emite en todas las frecuencias del espectro electromagnético. Este conjunto de radiaciones invisibles forman lo que llamamos el viento solar. Cada vez que se produce una tormenta solar, que puede durar horas o días, se generan enormes pulsos electromagnéticos que alteran las telecomunicaciones, afectan a la red eléctrica y aumentan el estrés de los seres vivos.

Durante una tormenta solar se incrementa el número de infartos, crisis de gota, jaquecas, etc. Igualmente afecta a la seguridad ciudadana, con aumento de conductas violentas, atracos, violaciones, suicidios.

Son medibles, en la banda centimétrica, las emisiones de microondas del Sol, de la Luna y de los planetas. Igualmente se ha encontrado una radiación cósmica de fondo con una frecuencia 35 GHz, en la banda de las microondas. Además nos afectan los eclipses y las influencias magnéticas y gravitatorias de todos los cuerpos celestes, en especial la Luna por su proximidad. Todos los seres vivos terrestres adaptan sus ciclos biológicos siguiendo el ritmo lunar.

La Tierra tiene un campo electroatmosférico, y un campo magnéti-

Figura 84
Tierra y Luna
están dentro
del campo
magnético solar

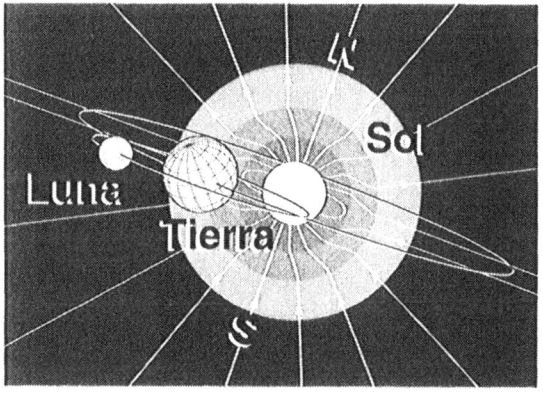

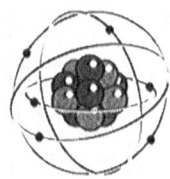

Figura 85
El electrón es la esencia de la electricidad

co propio de 300-600 miliGauss, más intenso en los polos; es la magnetosfera terrestre que se extiende miles de kilómetros.

Electricidad y magnetismo

Conocida desde la antigüedad por los chinos y los griegos, la electricidad está en la esencia de la materia. Cada átomo está equilibrado eléctricamente; el núcleo está formado por neutrones, de carga cero, y de protones, con carga eléctrica positiva (**+**), y rodeado de igual número de electrones de carga negativa (**−**).

Definimos la electricidad como un flujo o corriente de electrones. Existen substancias conductoras, generalmente metales, que permiten fácilmente la movilidad de los electrones. Tambien hay materiales aislantes, o dieléctricos, que ofrecen alta resistencia al paso de la corriente eléctrica. El nombre de electricidad proviene del griego *elektron* (ámbar), y fue Tales de Mileto (s. VII a. C.) quien observó la producción de pequeñas cargas eléctricas al frotar con un paño de lana un trozo de ámbar.

Figura 86
Polos contrarios se atraen, polos iguales se repelen

Por la ruta de la seda, llegaron a Occidente la brújula y el magnetismo. Los antiguos chinos conocían las propiedades de la magnetita, un óxido de hierro (Fe_2O_4 Fe). La piedra imán tiene la propiedad de actuar a distancia sobre algunos metales y especialmente atrae al hierro. Un trozo de magnetita suspendido de un hilo constituye una brújula primitiva que se orienta al Norte magnético. Esta misteriosa fuerza capaz de actuar a través del espacio, sin contacto material, es lo que llamamos campo magnético.

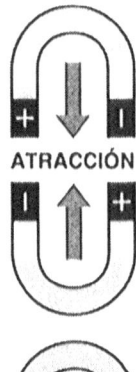

ATRACCIÓN

Podemos imantar un trozo de hierro frotándolo con la piedra imán o también mediante la corriente eléctrica. El magnetismo posee polaridad, de modo que la brújula opone su polo Sur con el polo Norte del planeta y viceversa. Hoy la física explica el magnetismo como la suma de los componentes magnéticos de los electrones, causados por el *spin,* o rotación del electrón sobre su eje.

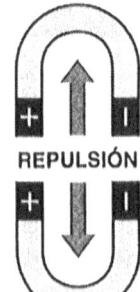

REPULSIÓN

Espectro electromagnético

Electricidad y magnetismo están siempre ligados, pues al desplazarse una carga eléctrica induce en su entorno un campo magnético; y viceversa, un campo magnético variable produce una carga eléctrica. El electromagnetismo surge de la interacción de los campos eléctricos y magnéticos. A nivel práctico podemos considerar los campos electromagnéticos como ondas que se desplazan en el vacío a la velocidad de la luz, 300.000 km/seg, y más lentamente en la materia en función de la densidad creciente de la substancia.

La luz es el segmento visible del espectro electromagnético, corresponde a los siete colores del arco iris. Pero percibimos también otras ondas aunque sean invisibles. Por debajo del rojo, con mayor longitud de onda, se encuentra el infrarrojo, IF, y las microondas, MO, que percibimos como calor. Después están las ondas de radio, RF, y las ondas extralargas, ELF, de mayor longitud de onda y menor frecuencia, que no resultan perceptibles a los sentidos convencionales. Por encima del violeta, con más alta frecuencia y menor longitud de onda, captamos la banda del ultravioleta, UV, invisible pero perceptible en el bronceado. Con más alta frecuencia están los rayos X, los rayos gamma y finalmente, al extremo del espectro, encontramos la radiación cósmica.

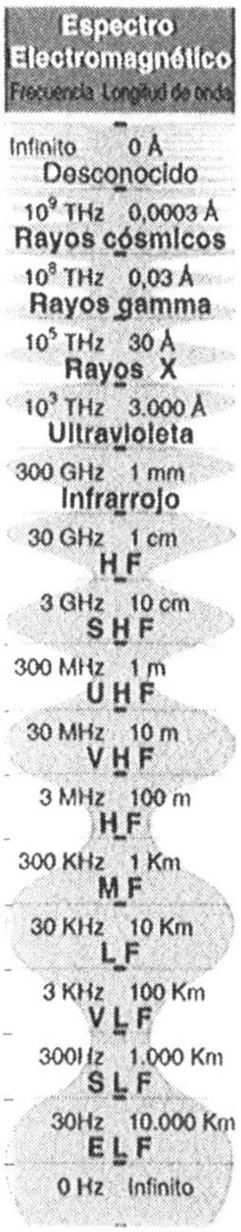

Radiaciones ionizantes

En función de sus efectos electroquímicos sobre la materia, las radiaciones se dividen en ionizantes y no ionizantes. Las radiaciones ionizantes, a partir de la banda alta del ultravioleta, tienen suficiente energía para arrancar electrones de la capa cortical del átomo y producen el desequilibrio eléctrico, creando iones. Las radiaciones ionizantes pueden proceder también de la radiactividad del interior de la Tierra, y de los productos radiactivos de la industria nuclear.

Espectro Electromagnético

Frecuencia Longitud de onda

Infinito	0 Å
	Desconocido
10^9 THz	0,0003 Å
	Rayos cósmicos
10^6 THz	0,03 Å
	Rayos gamma
10^5 THz	30 Å
	Rayos X
10^3 THz	3.000 Å
	Ultravioleta
300 GHz	1 mm
	Infrarrojo
30 GHz	1 cm
	H F
3 GHz	10 cm
	S H F
300 MHz	1 m
	U H F
30 MHz	10 m
	V H F
3 MHz	100 m
	H F
300 KHz	1 Km
	M F
30 KHz	10 Km
	L F
3 KHz	100 Km
	V L F
300 Hz	1.000 Km
	S L F
30 Hz	10.000 Km
	E L F
0 Hz	Infinito

Figura 87
El espectro
electromagnético

Ondas, longitud y frecuencia

Frecuencia de una onda, F, es el número de veces que oscila por segundo, se mide en Hercios, Hz (ciclos por segundo). Longitud de onda, L *(lambda)* es la distancia entre dos crestas de una onda (metros). A medida que aumenta la frecuencia, se hace inversamente más corta la longitud de onda, según la fórmula, longitud=velocidad de la luz/frecuencia (l=c/f).

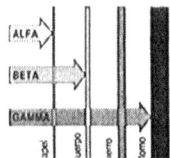

Figura 88
*Las radiaciones
gamma son más
penetrantes*

Debido al deterioro de la capa de ozono, nuestra atmósfera ha perdido gran parte de su efecto protector frente a las radiaciones ionizantes de origen exterior.

Desintegración radiactiva

La radiactividad procede de la desintegración, natural o artificial, de los átomos. Estas reacciones nucleares dan lugar al nacimiento de nuevos elementos, una cadena de desintegración que termina en el plomo. Al romperse, el núcleo atómico emite radiación alfa, beta y gamma. Estas radiaciones son ionizantes por su alta energía, mayor de 12,4 eV, y a partir de longitudes de onda menores de 100 nanómetros son capaces de arrancar electrones (−) de la capa cortical de los átomos, produciendo iones con carga positiva (+). La radiactividad media natural de un lugar se denomina radiación de fondo, y está presente en todas partes.

Basta una camisa o una hoja de papel para detener la radiación alfa, la radiación beta puede penetrar algunos milímetros en la piel, mientras que la radiación gamma penetra hasta el hierro y se precisa casi un metro de plomo para detenerla.

La radiactividad es natural y surge del subsuelo geológico, del espacio exterior y de la alta atmósfera. Pero no está distribuida por igual, la geobiología nos enseña a evitar los sitios más radiantes, las *bad land* o malas tierras, por su alto riesgo.

Efectos acumulativos de las radiaciones

Desde el inicio de la era atómica es admitido el efecto acumulativo de las radiaciones ionizantes y son conocidos sus efectos cancerígenos. El personal expuesto a radiación, en la industria nuclear o en radioterapia, está obligado a llevar permanentemente un dosímetro. El efecto biológico de la radiactividad se mide en *Sievert* (1 Sv=1 julio/kg) o también en Rem (1 R=0.01 Sv), generalmente se usa el miliRem. A efectos de salud lo que interesa es la dosis total absorbida a largo plazo, los miliRem/año.

La dosis máxima admitida por la OMS, es de 500 mR/año. Ésta es la norma legal en la Comunidad Europea, sin embargo en Gran Bretaña la dosis de radiactividad admitida es de 250 mR/año.

La investigación biomédica atribuye también un efecto acumulativo a las radiaciones UV, pues es el total de sol recibido por la piel, el que determina el riesgo de desarrollar un melanoma. Hoy sabemos que un efecto acumulativo similar se produce en todas las bandas del espectro electromagnético, ionizantes y no ionizantes. De modo que debemos integrar la exposición a todo tipo de radiaciones, frecuencia, intensidad y duración, para determinar nuestro factor de riesgo personal.

Debido a su alta energía, este riesgo es 10.000 veces mayor para las radiaciones gamma (10^8 THz) que el producido por las radiaciones ELF de la corriente eléctrica industrial (50 Hz). Aunque debe tenerse en cuenta que la exposición a los campos ELF puede ser casi permanente (alta tensión, ordenadores, electrodomésticos), lo que provoca graves consecuencias para la salud. El incremento de riesgo de generar enfermedades degenerativas, como cáncer y leucemia o múltiples anomalías congénitas que afectan al capital genético, el ADN, de las próximas generaciones, es directamente proporcional al tiempo de exposición.

Geología

Vivimos de pie sobre la Tierra, pero realmente no sabemos lo que hay bajo el suelo que pisamos, igual que desconocemos cuál es la posición en el cielo de la estrella Polar. El estudio de la geobiología se amplía y se completa si tenemos una amplia base de las ciencias afines, como son la biología, la medicina, la astronomía, la geometría, la física o la geología.

Dada la brevedad y el nivel divulgativo de este libro no podemos profundizar en este aspecto como nos gustaría, pero intentamos llamar la atención del lector y hacerle mirar atentamente hacia el suelo. Y quizá preguntarse, con cierta curiosidad, cómo se llama esa roca cristalina que muestra unos hermosos brillos irisados en medio del camino. Muy proba-

Figura 89
El relieve y la estructura geológica del subsuelo, condicionan el ciclo del agua

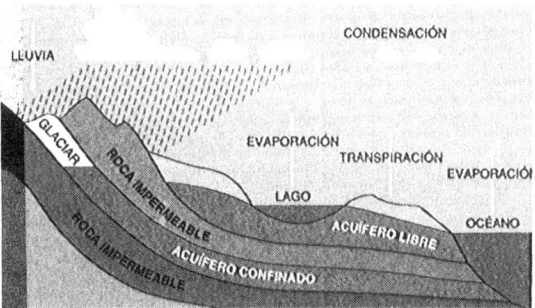

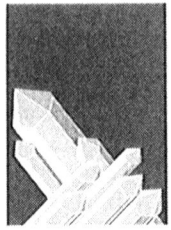

Figura 90
Cristalización
del cuarzo

Para el
geobiólogo es
muy importante
conocer el mapa
hidrogeológico
de una comarca

Figura 91
Existen diversos
tipos de
acuíferos

blemente es un precioso ópalo, una variedad de cristal de cuarzo, el mineral más abundante en la corteza terrestre. Como es obvio, la geología tiene por objeto el estudio de los minerales, o rocas, que por oposición a los vegetales y animales, calificamos, de manera muy simplista, como materia muerta. La palabra geología proviene del griego *Gea o Gaia,* la diosa Tierra.

Hidrogeología

Desde la antigüedad, la presencia de aguas subterráneas ha sido objeto del interés humano. Encontrar el agua es esencial para la vida. Comprender el origen y la circulación del agua bajo la superficie terrestre es el objeto de la hidrogeología.

El agua procedente del ciclo atmosférico puede infiltrarse en el suelo si la roca subyacente es permeable (arenas, gravas…) hasta encontrar un substrato impermeable (como arcillas) donde queda retenida. Los acuíferos son formaciones geológicas capaces de almacenar y liberar agua de manera renovable. Los acuíferos pueden ser libres, cuando están en contacto con la atmósfera, es el caso de los manantiales. Pueden ser cautivos o confinados, cuando una capa impermeable suprayacente los cierra por encima y son accesibles mediante pozos.

El agua siempre se mueve por gravedad, hacia abajo. La circulación subterránea del agua puede realizarse de tres formas según su escala y la velocidad de flujo. Con flujo muy lento a través de microporos intercomunicados, es el caso de rocas porosas como esponjas. Más fluidamente a través de las pequeñas fracturas, de menos de 1 mm de grosor. Y de manera rápida y turbulenta, hasta formar verdaderos ríos subterráneos, a través de grandes fracturas y canales de gran sección, como en el fenómeno cárstico. La circulación subterránea de agua, como un sistema sanguíneo, es una muestra de la vitalidad de la Tierra.

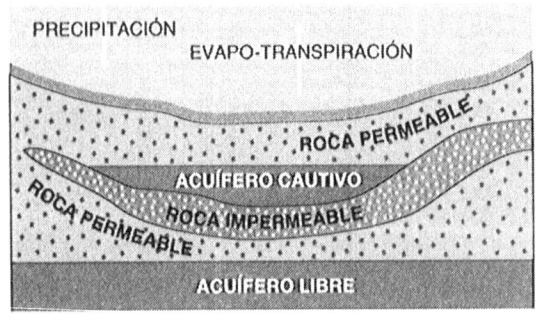

15. Auditoría ambiental

Investigación técnica

La práctica geobiológica, como medicina del hábitat, tiene por primer objeto el diagnóstico de la calidad ambiental. Las influencias ambientales determinan en buena medida la salud humana, literalmente podemos decir que "somos el entorno" pues nosotros creamos y modificamos el hábitat, humanizándolo y tecnificándolo cada día. En segundo lugar, el geobiólogo debe armonizar el hábitat y eliminar las domopatías que afectan a las personas, utilizando la geobiología como una eficaz medicina preventiva.

La investigación en geobiología con finalidad científica exige una metodología de trabajo exacta. Es preciso un protocolo de investigación que garantice la precisión de las medidas y la evaluación de los riesgos biológicos, que puedan aportarse como pruebas ante cualquier tribunal. La investigación radiestésica deberá ser contrastada mediante pruebas kinesiológicas, cámara Kirliam* o cristalización sensible. La agresividad de una geopatía debe ser cuantificada por mediciones de radiación gamma, infrarrojo y microondas mediante instrumental homologado.

*Figura 92
Registro de datos
por ordenador*

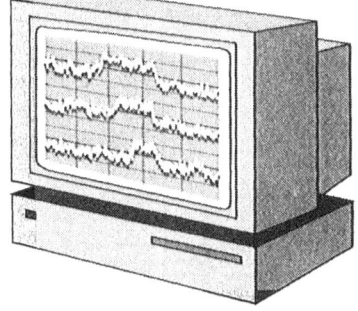

Esto es frecuente en las investigaciones clínicas o estudios sobre salud laboral, que pueden requerir dosimetrías*, registro continuo por ordenador y estudios ergonómicos del puesto de trabajo con planos a escala. El informe será detallado y la labor de peritaje y medición ambiental puede durar días, semanas o meses.

Factores microambientales

Como ya hemos expuesto, son múltiples los aspectos que inciden en la salud del hábitat. Nos encontramos una contaminación invisible, provocada por diversos factores microambientales ya descritos, que exigen hilar más fino que los criterios ecológicos comúnmente aceptados. Generalmente son sutiles interacciones energéticas, que van más allá de la percepción sensorial común como por ejemplo, la armonía arquitectónica, el cromatismo o las ondas de forma, que en diversa medida son subjetivos. Estos aspectos intangibles superan la capacidad técnica, y por ser imposibles de evaluar cuantitativamente nos exigen potenciar la visión artística y percepción sensible.

En la determinación de patologías energéticas en una casa o local comercial debemos contemplar los diversos aspectos de las energías presentes en el entorno que resumimos a continuación:

Geopatías. Anomalías geofísicas producidas por energías naturales de diversas frecuencias, desde banda gamma a microondas, procedentes del subsuelo, como las producidas por acuíferos, pozos, yacimientos metálicos o minerales, fracturas y fallas. Así como otras causas de origen telúrico como gas radón o radiactividad del substrato geológico (granito, carbón, arcillas, etc.).

Redes geomagnéticas. Deben considerarse las influencias de las redes energéticas definidas por Hartmann, Peyre y Romaní y la red diagonal de Curry y Wittman. Especialmente si concurren con *electrosmog* o una geopatía creando un punto cáncer.

Meteoropatías. Hay que valorar el efecto de los flujos atmósfericos, principalmente el régimen de vientos y otras influencias climáticas dominantes.

Electromagnetismo. Referido a *electrosmog* producido por campos eléctricos y/o magnéticos procedentes de redes eléctricas de alta y baja tensión, instalaciones de aire acondicionado y máquinas electromagnéticas como transformadores, reactancias, motores, microondas, equipos Hi Fi y TV, fotocopiadoras, ordenadores, emisoras de radiofrecuencia, antenas, telefonía móvil, etc.

Bioconstrucción. Efectos producidos por los modernos materiales no biológicos utilizados en la construcción, especialmente amianto, fibra de vidrio, estructuras metá-

Figura 93
El color aporta energía a la casa

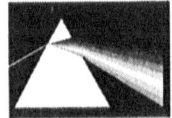

licas, hormigón armado, acrílicos, colas, disolventes y barnices, PVC, así como las redes e instalaciones (eléctricas, gas, aire, agua, fecales, etc.).

Ondas de Forma. Influencias producidas por la morfología arquitectónica, diseño decorativo y distribución espacial. Especialmente ha sido estudiado el efecto de ondas de forma producido por pirámides y dodecaedros, también consideraremos la presencia y la forma de vidrieras, arcos, criptas y bóvedas góticas o románicas.

Cromoterapia. Estudio de la influencia de la cantidad y distribución de la luz y el uso del color en el equilibrio energético del hábitat, y su influencia en la salud de los habitantes de la casa y en los resultados económicos del local de negocio.

Feng'shui. Aspectos sutiles referidos a la orientación y situación de la casa y su relación con la morfología de la geografía natural y urbana (llanura, valle, colina, montaña), las relaciones de la casa con el paisaje, especialmente el jardín, y la armonía interna de la arquitectura. Así como todas las circulaciones de fluidos (aire, agua, etc.), las energías (magnéticas, eléctricas, etc.), mercancías (alimentos, dinero, desechos, etc.), vehículos, animales y personas.

Psicoenergía. Referente al equilibrio interno de la Energía Vital, el *'chi* o Psicoenergía en los habitantes del lugar, que los hace más o menos susceptibles a los efectos positivos o negativos de las energías presentes. Así como las influencias psíquicas de criptas, cementerios, ejecuciones, suicidios y crímenes, mediumnismo, poltergeist, memoria de las paredes, etc., especialmente en antiguos lugares sagrados o de culto.

Prospección básica

La práctica geobiológica cotidiana busca ante todo la eficacia de cara al cliente y la rapidez del diagnóstico, para lo que utiliza los medios indispensables y con el mínimo coste. Siguiendo las pautas profesionales aconsejadas por la Asociación de Estudios Geobiológicos, GEA, el trabajo se concreta, generalmente en el mismo día, en la prospección sobre el terreno, con el estudio de pisos, casas, parcelas o solares, elaborando croquis, planos y un informe por escrito, si se precisa.

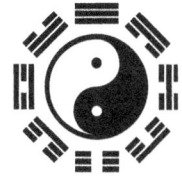

Figura 94
El feng'shui aporta una sutil visión de la energía

Algunos equipos de geobiólogos están ofreciendo, especialmente en Madrid y Barcelona, un servicio de "ambulancia ambiental" para identificar las domopatías existentes a fin de determinar el grado de habitabilidad o su idoneidad para la actividad empresarial.

Es preciso que el geobiólogo aporte una apreciación sensible del arte y la belleza, pues sabemos que la desarmonía, la estrechez y la fealdad de un hábitat son, con frecuencia, las peores de las domopatías.

En todo momento, el experto geobiólogo como el buen médico aporta su ojo clínico con una visión multidisciplinar. Deben considerarse el punto de vista de la biología, la medicina natural, la arquitectura y la ingeniería. Se concede especial atención al uso de materiales biológicos, la presencia de substancias nocivas o emisiones tóxicas, así como las técnicas de construcción que potencian las tradiciones artesanas, pues la arquitectura debería ser un "arte-sano". El análisis del entorno según la visión tradicional del *feng'shui* chino, similar a la del *vaastu shaastra* de la India, aporta un enriquecimiento igual que la visión de la arquitectura clásica greco-romana, en buena medida transmitida por los constructores de catedrales.

Auditoría microambiental

La auditoría microambiental tiene por objeto determinar las constantes ambientales que intervienen en la calidad del hábitat. Tras la entrevista con el cliente se realiza el peritaje ambiental, con la inspección visual detallada, identificando posibles patologías arquitectónicas, como grietas o humedades, que nos permiten localizar la existencia de una falla o una vena de agua. El segundo paso es la medición técnica de las variables ambientales, con hojas de medición y planos detallados. Se elabora un estudio de impacto ambiental, en el que se consideran los factores microambientales detectados y se valora su riesgo para la salud humana. La memoria técnica describe las medidas armonizadoras que se proponen para lograr un hábitat sano.

16. Detección técnica

Peritaje y control

El geobiólogo debe dominar el instrumental electrónico para valorar las constantes microambientales o colaborar con un experto en medición ambiental. Para medir las anomalías geofísicas naturales utilizamos brújulas, gravímetros, magnetómetros*, contadores Geiger. Para el control de las tecnopatías, por contaminación artificial, se usan básicamente medidores de campo eléctrico y magnético, y también escáneres de infrarrojos y microondas, ionómetros, estatímetros, luxómetros, sonómetros, etc.

Anomalías geofísicas

Con frecuencia, las geopatías se detectan por una anomalía del magnetismo terrestre. La brújula de campo, si es de precisión, constituye el magnetómetro más sencillo, y permite evaluar las variaciones, en más o en menos, de la declinación magnética local y su representación gráfica. Ciertas anomalías del geomagnetismo natural se detectan mejor, como hemos dicho, con la brújula de inclinación, o zahorí mecánico. La brújula de inclinación, una aguja magnetizada suspendida en un eje horizontal, mide el ángulo vertical del vector del campo magnético terrestre con el suelo.

Las anomalías magnéticas pueden ser causadas por cualquier geopatía, pero con mayor frecuencia por la presencia de masas magnéticas en el subsuelo. Para evitar errores de bulto debe realizarse la medición a un metro del suelo, en el caso de forjados con armadura metálica, para atenuar la influencia local del hierro, muy ferromagnético. Las masas metálicas importantes, vigas, pilares, transformadores, máquinas, o mobiliario metálico pueden desviar significativamente la brújula.

Figura 95
La presencia de un gran transformador eléctrico altera el magnetismo del local

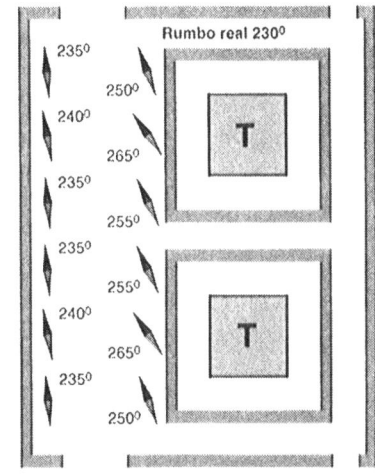

Rumbo real 230°
235°
250°
240°
265°
235°
255°
235°
255°
240°
265°
235°
250°

103

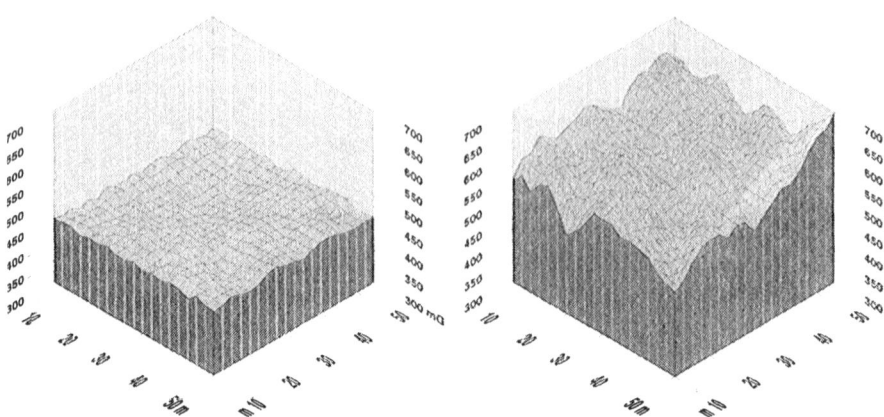

Figura 96
Magnetograma de una zona neutra y de una zona alterada

Esta medición se realiza de manera más exacta con un gravímetro o magnetómetro conectado a un ordenador portátil con programa de registro, que dibuja automáticamente un mapa geomagnético de la zona a estudiar. La investigación científica exige el uso del magnetómetro de protones, pero este tipo de aparatos es complejo de manejar y no está fácilmente disponible.

Estos aparatos están diseñados para responder exclusivamente ante los campos magnéticos permanentes, como el terrestre, excluyendo mediante filtros selectivos los campos pulsantes de 50 Hz, causados por la red eléctrica y los electrodomésticos.

Radiactividad ambiental

Frecuentemente, una geopatía, localizada por radiestesia, se confirma por un incremento local de la radiactividad

Deben realizarse varias mediciones en zona neutra con el contador Geiger, diez minutos mínimo, y hallar el valor medio. Así tenemos un valor de referencia para la radiación de fondo natural. Después se harán una serie de mediciones en varios puntos, seccionando transversalmente la geopatía. Es normal encontrar incrementos del 50 y del 100 % sobre la radiactividad de fondo.

De igual forma se procederá a medir los materiales sospechosos de producir radiactividad, como granito, gres, pizarras, esmaltes. Se dispone una cantidad normalizada del material a medir, por ejemplo un metro cuadrado de granito y de los diversos materiales a verificar. Del valor obtenido debe descontarse la radiación de fondo.

Si se quiere más rigor en la medición, puede confeccionarse una caja de plomo, por ejemplo del tamaño de una baldosa, 40x40 cm, que contenga el contador Geiger, que excluya la radiación cósmica y limite la entrada de la radiación a la procedente del material a comprobar.

Gas radón

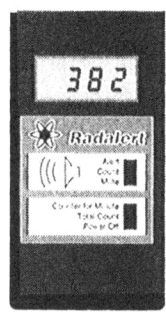

Para la determinación exacta del gas radón es preciso recurrir a laboratorios especializados en análisis del aire. Pero, como sugiere Mariano Bueno, es posible obtener mediciones indicativas válidas, utilizando un aspirador. Se procede a aspirar, durante 5-10 minutos, el aire de la habitación a medir (garaje o sótano) de modo que todo el aire pasa a través de un filtro colocado a la entrada de la bolsa. Se procede a medir la radiactividad del filtro y se compara con la radiación de fondo previamente determinada como se ha descrito antes para los materiales. Es preciso establecer un protocolo de medida estándar, potencia de aspiración y tiempo de aspiración exactos, altura y situación de la boca del tubo, y tipo de filtro.

Figura 97
Medidor de
radiactividad
Radalert

Si las condiciones del experimento son fijas, los resultados serán comparables con las realizadas por el laboratorio profesional y podremos determinar un factor de corrección (± x%) para los resultados de nuestro método de trabajo. La tasa de radiactividad absorbida, en función de sus efectos biológicos, se determina por la equivalencia de 1 µR/h = 10^{-2} µSv/h. El Radalert es el medidor de radiactividad más difundido en la Red-Rad, dispone de alarma ajustable, es muy versátil y permite detectar el gas radón o medir la contaminación radiactiva de los alimentos por partículas alfa.

El contador Geiger, mide sobre todo los rayos gamma, banda de energías electro-magnéticas de frecuencia y penetración superior a los Rayos X

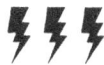

Red-Rad

Red de vigilancia radiactiva alternativa, constituida en España en 1988 a partir del accidente de Chernobil, en colaboración con Greenpeace, GEA y otros grupos mediambientales, ya que no existía ningún sistema de control estatal de la contaminación radiactiva.
Ante los recientes escapes y la denuncia ecologista, el Ministerio de Industria español ha creado una red de vigilancia radiactiva oficial. En colaboración con el Consejo de Seguridad Nuclear ha creado el proyecto Marna que está elaborando el mapa de radiación gamma natural de todo el estado.

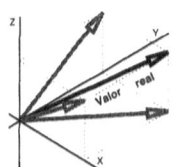

Figura 98
Medición de campo en 3 ejes

Se aconseja un umbral inferior a 250 nT para una exposición permanente, pero a partir de 150 nT se observan efectos teratógenos sobre los fetos, con anomalías congénitas

Figura 99
Medidor Bell

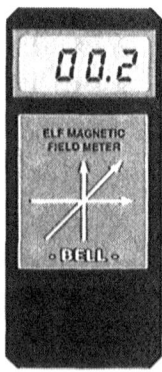

Medición de campos electromagnéticos

En el medio urbano está siempre presente la contaminación electromagnética. Como ya hemos dicho, el campo eléctrico es muy fácil de apantallar y nos preocupa mucho más la existencia de un campo magnético artificial dentro de la casa. A nivel biológico no es comparable el efecto de 50.000 nT del campo geomagnético, campo casi estático al que estamos adaptados por milenios, con los efectos anómalos de unos cientos de nanoTeslas de los campos pulsantes artificiales. Usaremos medidores de campo magnético, con sensibilidad de ±10 nT, ajustados para detectar un rango de campos pulsantes que incluyen la frecuencia de 50 Hz de la corriente industrial.

Es preciso utilizar medidores de campo con sondas isotrópicas, esto es, dotados de 3 elementos sensores (antenas o bobinas) colocados ortogonalmente en los tres ejes X, Y y Z. Los aparatos dotados de un sólo sensor, dan valores de campo muy inferiores, ya que solo miden uno de los tres vectores del campo real.

Para medir con precisión el campo eléctrico es importante no sostener el aparato con la mano, ya que interponer la mano o el cuerpo deriva el campo eléctrico y falsea la medición. Es necesario usar un trípode no metálico y alejarse del aparato de medida al menos un metro. Existen aparatos de bolsillo polivalentes, de tres ejes, como el TriField alemán, con un rango de medida de 0 a 100 mG (100 a 10.000 nT) y una escala de alta sensibilidad de 0,2 a 3 mG (20 a 300 nT), en campo magnético y desde 0 a 100 kV/m para campo eléctrico, con un rango de frecuencias entre 30 y 500 Hz. También mide radiofrecuencias y microondas. El modelo más moderno de lectura digital BELL 4080, mide el campo magnético pulsante, en tres ejes, desde 25 a 1.000 Hz, con un rango de medición de 0,1 a 511 mG (51.100 nT).

Calidad del aire

La primera causa de alarma en un edificio enfermo suele ser la mala calidad del aire respirable y generalmente la inspección visual y olfativa nos permite identificar diversas fuentes generadoras de problemas en la calidad del aire. En España, los técnicos del Instituto de Seguridad e Higiene en el Trabajo realizan controles de higiene industrial, en ambientes laborales, donde las fuentes de contaminación presentes y las instalaciones de aire acondicionado, frecuentemente mal concebidas y con insuficiente mantenimiento, crean una atmósfera irrespirable para los trabajadores.

Para el control de los contaminantes químicos (gases, polvo) presentes en al aire, existen diversos métodos de análisis: tubos colorimétricos, cromatógrafos de gases, espectrómetros de masas y otros sistemas, que permiten detectar concentraciones inferiores a 0,1 ppm. Generalmente exigen una alta cualificación profesional y no están al alcance del usuario.

Los diversos contaminantes biológicos, bioaerosoles, son partículas entre <0,1 μm y 100 μm, suspendidas en el aire. Están constituidas por hongos, ácaros, restos de organismos, bacterias, etc., que exigen métodos complejos de muestreo en laboratorio bioquímico, a fin de identificar y cuantificar las fuentes de contaminación.

En espacios cerrados, la primera fuente de contaminación química y biológica son las personas, que generan cabellos, escamas cutáneas y múltiples olores. Las emisiones corporales de los humanos se miden en Olf. Además, los fumadores generan una contaminación ambiental extra.

Un Olf es la emisión olorosa de una persona estándar en condiciones de control

Iones en el aire

Aunque no existe aún regulación legal, sabemos que la carga iónica total y el equilibrio iónico, negativo-positivo, del aire es un factor determinante del bienestar ambiental. Los ionómetros determinan la presencia de iones, especialmente medianos y pequeños, que son los más activos a nivel biológico. El contador de iones aspira, mediante un ventilador situado en la parte posterior, el aire ambiental y lo hace circular a través de una cámara de descarga donde se registran y contabilizan los iones existentes. Se ha de seleccionar el interruptor de polaridad eléctrica (+/−), para contar separadamente los iones positivos o los negativos.

*Figura 100
Ionómetro de laboratorio
Ionizer modelo
1000 - KX*

El ionómetro *Ionizer,* desarrollado enteramente en España, ofrece unas prestaciones equiparables a los mejores equipos franceses o americanos, a un

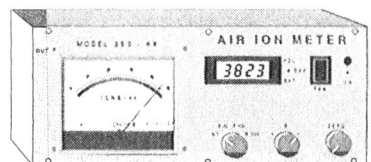

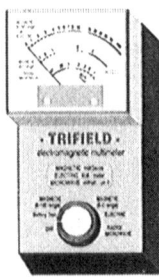

Figura 101
Medidor
portátil de ELF,
radiofrecuencia
y microondas

precio muy inferior. El modelo 1000 - KX, de laboratorio, analógico y digital, tiene una gran sensibilidad a los iones medianos y pequeños (entre 0,5 y 10 nm), con capacidad de medida hasta 1.000.000 de iones/cm³. El modelo 200 - KX portátil, únicamente analógico, es sensible a los iones pequeños (entre 0,5 a 3 nm), hasta 200.000 iones/cm³.

Radiofrecuencias y microondas

Las microondas, como las emitidas por un teléfono móvil, pueden ser medidas fácilmente con el detector doméstico Cell Sensor o con el mencionado TriField, que mide radiofrecuencias y microondas con banda entre 50 y 3.000 MHz y sensibilidad desde 0,01 a 1 mW/cm². Existen en el mercado modelos de precisión, con sensibilidad de microwatios (1 mW = 1.000 µW), como el Holaday 3510 de medición digital, dotado de alarma programable. Con banda de 50 a 3.000 MHz y sensibilidad de 10 a 20.000 µW/cm², permite localizar los reemisores, antenas zonales de telefonía, ubicados en las azoteas y a lo largo de las autopistas. El uso del medidor de MO es simple, pero es necesario asegurarse de que la mano o el cuerpo no apantallan las microondas y falsean la medida de la señal.

Es preciso testar la existencia de fugas en los hornos de microondas. Si la fuga, a través del vidrio o de la junta de la puerta, supera los 0,2 mW/ cm² a 1,80 m de distancia es que el horno deja escapar las microondas y es preciso repararla.

También se debe comprobar la existencia de radioteléfonos, emisoras de radio y televisión o sistemas de telecontrol, pues incluso un emisor de radioaficionado potente puede afectarnos a través de muros de un espesor considerable.

17. Detección biológica

Percepción sensible

En el examen de una vivienda o un local comercial, interviene sobre todo el factor humano, de ahí la importancia de la inspección visual; muchas veces la primera impresión del espacio es el mejor diagnóstico. Es frecuente percibir intuitivamente el impacto psicológico, me gusta o no me gusta, y esa impresión subjetiva, directa e inconsciente, se confirma posteriormente de modo objetivo.

Un conflicto de salud laboral ha llevado a solicitarnos la auditoría ambiental de unas dependencias municipales en Barcelona. El detallado diagnóstico profesional, de más de quince folios de argumentación técnica y documentación, lo califica como espacio inhabitable. Pero esta calificación profesional coincide con la intuición del personal denunciante y con nuestra primera opinión al entrar en el local. Condenados durante meses en un espacio nocivo, cerrado y oscuro como una mazmorra, todos los trabajadores tenían la convicción de estar en un "mal sitio", aunque no podrían explicarlo conscientemente.

Parestesia

Nuestro cuerpo reacciona, como una antena, a las interacciones del entorno, y está fuera de lugar la distinción escolástica entre cuerpo y mente, es un todo, se trata de una realidad holística o integral. La dicotomía cuerpo-mente no existe más que en las culturas racionalistas occidentales. De acuerdo con nuestra experiencia, consideramos al ser humano como un continuo energético, visualizado en tres niveles, mente-corazón-cuerpo, o si se prefiere, idea-deseo-acción. Donde los tres niveles se interrelacionan y, como en los colores del arco iris, no existen fronteras precisas. Si se

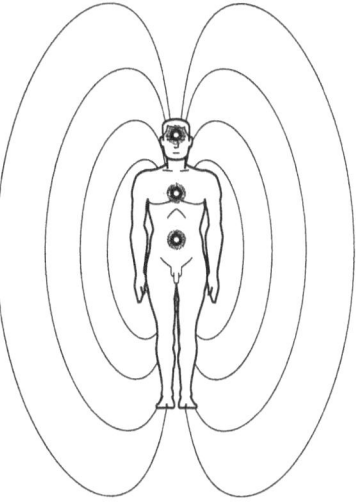

Figura 102
Nuestro campo vital interacciona con el entorno

109

Normalmente, al ver pasar un gato no decimos "ahí va el cuerpo de un gato", sino que pasa el gato entero, pues no se ha dejado el alma en su almario

prefiere se pueden considerar los siete niveles o chacras, de las tradiciones orientales, correlacionados con las siete notas musicales y las siete glándulas endocrinas. Pero siempre considerando al ser vivo, humano, animal o vegetal, en su conjunto, como un todo.

Este fenómeno perceptivo, tan común, se denomina parestesia, y es la capacidad generalizada de captar las variaciones, a veces infinitesimales, de las constantes energéticas de nuestro entorno. La reacción, siempre inconsciente e involuntaria, puede ser algo tan común como un escalofrío a lo largo de la columna. Son percepciones casi intangibles, como la sensación de presión en la nuca al pensar que nos miran por la espalda, o la certeza de que alguien nos sigue. Muchas veces no podemos identificar el fantasma volviendo la cabeza, no hay nadie. Sin embargo un geobiólogo sabe que la persona asustada acaba de atravesar por encima de una vena de agua, u otra anomalía geofísica, y la alta radiación ha causado esa intensa respuesta corporal que nos desazona y se interpreta como un ataque o una amenaza. Un análisis metódico de estas reacciones permite encontrar muchas veces causas energéticas externas objetivas y medibles, como la increíble sensibilidad a la radiactividad de un ama de casa que relata Mariano Bueno.

Figura 103
La espina dorsal, como una antena, capta las energías del entorno

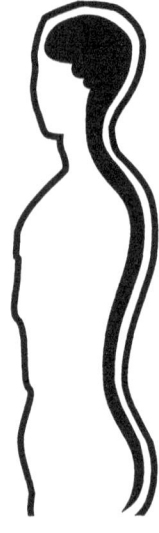

Métodos de diagnóstico energético

Esta capacidad de percepción inconsciente se puede comprobar de manera objetiva a través de la medición de las variaciones de las respuestas electrobiológicas orgánicas, mediante tecnología médica usual como electromiograma, encefalograma, cardiograma, observando la cristalización sensible o con la cámara Kirliam.

Y también mediante medios psicoenergéticos como kinesiología, *yuki* y *reiki* y siempre por medio de la inspección visual experta, "el ojo clínico", y la consecuente anamnesis o historia clínica. O usando los procedimientos radiestésicos como las varillas o el péndulo, herramientas tradicionales del zahorí.

En la actualidad, estas percepciones ultrasensibles como la apreciación por la calidad y la belleza, tan característica de la cultura griega clásica, pasan desapercibidas para la gente normal en un mundo insensibilizado donde predomina el mal gusto, pero son frecuentes en los niños y en los artistas, especialmente poetas y músicos que han cultivado estas capacidades naturales a una temprana edad.

Todos los sistemas biológicos emiten y captan energía, materia e información en continuos intercambios con su entorno. El geomagnetismo, las radiaciones gamma, las microondas, como el *electrosmog* interaccionan con nuestras células y provocan reacciones eléctricas, químicas y comportamentales.

Estas sutiles alteraciones de la energía vital, el *'chi* según la medicina china, estaban hasta hace poco fuera de la observación directa de la ciencia al no poder cuantificarse de manera directa, ya que nuestros instrumentos de medida –ni siquiera el microscopio electrónico– no pueden visualizar entidades tan pequeñas.

Hoy día disponemos de nuevas técnicas de cuantificación y diagnóstico que se revelan muy sensibles ante esos pequeños cambios de las constantes vitales del organismo. Las propuestas de la kinesiología, la electrofotografía Kirliam, la cristalización sensible y las técnicas de la radiestesia, son nuevas herramientas de diagnóstico de estos factores microambientales que analizamos a continuación.

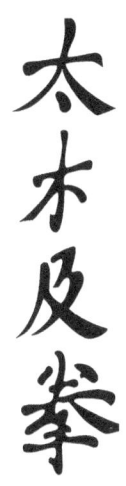

Figura 104
El tai'chi
nos propone
la integración
de cuerpo,
emociones y
mente

Kinesiología

La kinesiología utiliza las respuestas musculares inconscientes del cuerpo humano como método de diagnóstico. El Dr. John Diamond es médico psiquiatra y presidente de la Academia Internacional de Medicina Preventiva. En diversas obras a partir de los años setenta, presenta la kinesiología como un valioso instrumento terapéutico que permite visualizar la influencia positiva o negativa que el medio, psíquico o físico, produce en nosotros. Un método sencillo y por tanto muy usado en geobiología para comprobar, incluso a distancia, la influencia del sitio sobre el organismo del paciente.

El test AR, *arm reflex,* o reflejo de brazo, es la prueba más usada por su inmediatez y comodidad, ya que se puede realizar en cualquier lugar con sólo levantar horizontalmente el brazo y comprobar la resistencia del músculo deltoides, entre 18 y 20 kg, ante una presión contro-

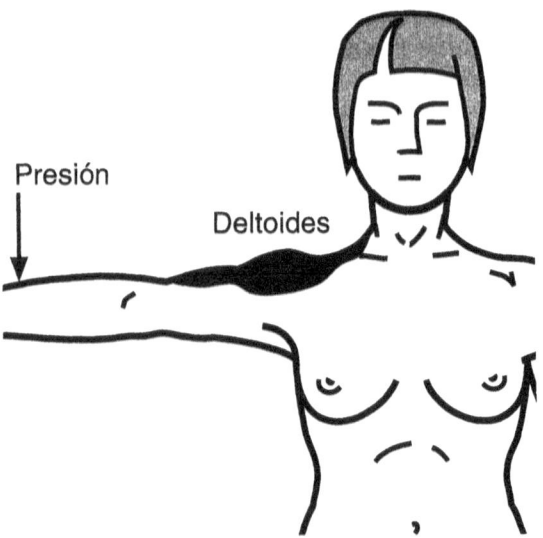

Presión

Deltoides

lada. Los test musculares pueden sofisticarse mediante el uso de dinamómetros y kinesiómetros, pero son muy eficaces sin la ayuda de aparatos y muestran que cualquier parte del cuerpo, como sutil instrumento de medida, proporciona una respuesta inmediata ante las variables externas e internas, ambientales, fisiológicas o psíquicas, modificando las tensiones musculares.

Cualquier músculo del cuerpo modifica sensible-

Figura 105
El test AR indica la respuesta del cuerpo ante los estímulos

mente su tono en respuesta a las variables ambientales. Es frecuente comprobar la fuerza del puño cerrado, intentando abrir la mano; si el tono es alto es generalmente imposible forzar a otro a abrir el puño, pero si está afectado por una geopatía, u otra energía nociva la mano se abre fácilmente. La kinesiología muestra, de manera directa e incuestionable, que nos influyen todos los factores ambientales, positiva o negativamente. Los alimentos, lo que pensamos, sentimos o imaginamos, incluso la música, los cuadros en la pared o las imágenes del televisor, pero especialmente los campos electromagnéticos, tienen una influencia tónica o debilitadora sobre el sistema neuromuscular.

Comer azúcar refinado, oir música *heavy,* mirar un tubo fluorescente o pensar en algo desagradable reducen el tono muscular de manera espectacular. Por el contrario, los alimentos vivos, la música clásica, la luz solar, la risa, la sonrisa y los pensamientos positivos restauran y elevan el tono muscular inmediatamente.

Los test kinesiológicos permiten detectar el elemento agresor ambiental, químico o energético, o la carencia del organismo a fin de restituir la salud óptima. Existen test específicos para diagnosticar geopatías, cruces de Hartmann y contaminación electromagnética. El test AR es una medida inmediata de nuestra energía vital, el *'chi,* general y de cada órgano, y también de la capacidad de defensa de nuestro sistema inmunitario. Por tanto permite un diagnóstico anticipado de las patologías, antes de que sean detectables a nivel orgánico. Existe una íntima relación entre la actividad de la glándula timo y la actividad inmunitaria, y la kinesiología propone técnicas para estimular la función hormonal del timo, activar la producción de linfocitos T y elevar el tono vital o *'chi.*

Las aplicaciones de la kinesiología no terminan en el ámbito médico, pues muchos arqueólogos, geólogos, arquitectos y dietistas han aprendido a escuchar las respuestas de su cuerpo para la solución de problemas, encontrar el buen sitio, el material y diseño más eficaz o la dieta idónea, de modo similar a la radiestesia. Igualmente, numerosos músicos, actores, cirujanos y deportistas de elite han aprendido a conocer y dominar mejor sus músculos y controlar la tensión que exige su trabajo, mejorando su rendimiento.

La cámara Kirliam

Desde hace sesenta años en Rusia se investiga el campo bioplasmático, un campo electromagnético, como una corola, que se manifiesta circundando a todo ser vivo. El efecto Kirliam es un método de visualización del campo de energía de los seres vivos, impresionando imágenes sobre emulsión fotográfica, sin cámara ni lente, a partir de un campo electrostático* de alta tensión, con muy pocos milamperios, generado por la llamada cámara Kirliam.

Figura 106
La cámara Kirliam se construye con elementos electrónicos simples

La cámara Kirliam surge a partir de las investigaciones realizadas, desde 1935, por el científico ruso Semyon Davidovich Kirliam y de su esposa Valentina, en Krasmodar, Rusia. La investigación de Kirliam buscando patrones de referencia para el diagnóstico clínico, fue reconocida por el Soviet Supremo en 1974, que le declaró "Inventor

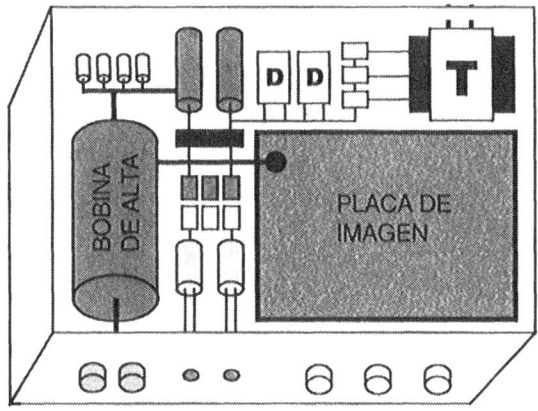

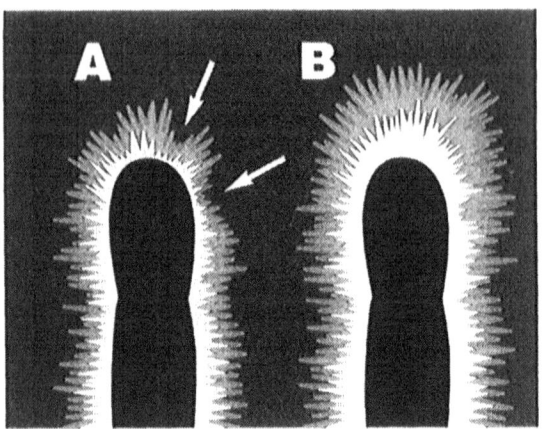

Figura 107
La imagen Kirliam
muestra en A
vacíos de energía
y debilidad
del campo
bioplasmático,
que se llenan
en B, después
de 15 minutos
de yoga

meritorio". Otros científicos como son Inyushin, Kasnaceev, Pushkin y Adamenko corroboran la eficacia de este método de diagnóstico.

Mediante la electrofotografía con la Cámara Kirliam, se pueden visualizar a todo color en una placa fotográfica las variaciones de los campos eléctricos y magnéticos del cuerpo humano. El campo bioplasmático, llamado "efecto Kirliam", se visualiza por la interacción del campo, de baja intensidad y muy alta tensión, generado por una bobina Tesla y la información codificada del campo energético biológico y fluctúa en función de las constantes vitales del sujeto.

La imagen obtenida muestra una estructura peculiar, en la periferia del sujeto estudiado, con luces y sombras, de acuerdo con el nivel de energía del sujeto y en correspondencia con los meridianos de acupuntura.

La imagen Kirliam nos muestra un aumento de la intensidad del campo en respuesta a estímulos positivos, físicos o psíquicos, como ante un tratamiento médico correcto, y por el contrario los estados de mayor gravedad se corresponden con una pérdida evidente de luminosidad. En la placa fotográfica se observa que el campo bioplasmático modifica su distribución morfológica y fluctúa en intensidad en relación con los niveles de energía vital, en clara correspondencia con las tesis de la acupuntura. La respuesta de color es típica de cada estado patológico, en general tiende al rojo en los estados morbosos y presenta dominante azul-violeta cuando hay armonía vital, lo que permite identificar los tipos de enfermedades por la variación cromática.

Con las investigaciones que la Dra. Thelma Moss, profesora del Instituto Neuropsiquiátrico de UCLA, en Los Ángeles ha realizado desde 1970, se ha demostrado la utilidad de la cámara Kirliam en el campo de la medicina, la psicología y la fenomenología paranormal.

Moss fotografió miles de especímenes, minerales, vegetales, animales y personas, estableciendo pautas científicas de diagnóstico. A partir de aquí, diversos países han desarrollado centros para la formación de investigadores y especialistas en la interpretación Kirliam para el diagnóstico biomédico.

La tecnología electrónica permite la realización de kirliogramas a todo color en soporte vídeo, observando como fluctúa, en tiempo real, el campo de bioplasma ante los estímulos psicológicos y las agresiones del medio.

La electrofotografía Kirliam es un sensible método detector de las constantes biológicas, pues muestra las variaciones energéticas del cuerpo humano incluso antes de diagnosticarse una patología. La placa Kirliam muestra la respuesta biológica a muy pequeñas alteraciones psíquicas, físicas, químicas y electromagnéticas del medio. La hipótesis de trabajo es que la célula viva emite biofotones* que forman un campo energético, periférico al organismo, al que el profesor ruso Inyushin llama bioplasma.

Cristalización sensible

El método de la cristalización sensible (C.S.) se debe al bioquímico alemán E. Pfeiffer, seguidor de la medicina antroposófica de Rudolf Stteiner. Pfeiffer publicó la esencia de su trabajo en su libro *Kristalle,* en 1930. La cristalización sensible se desarrolla gracias a los estudios estadísticos, sobre más de 600.000 placas, de los doctores Alla y Oleg Sealwry.

Se trata de un análisis sistémico basado en el estudio de las formas de cristalización de una solución acuosa de cloruro de cobre mezclado con un sustrato. Este sustrato

Figura 108
La cristalización presenta diversos patrones usuales

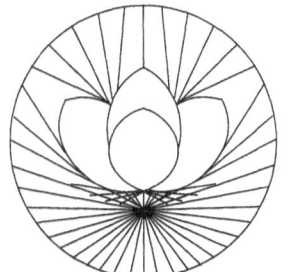
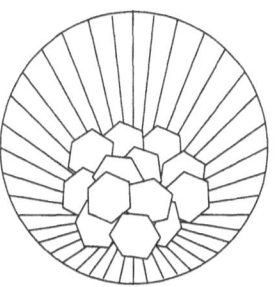
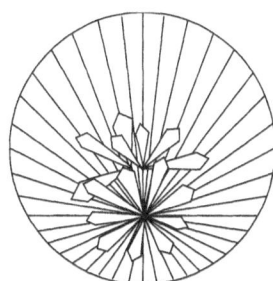

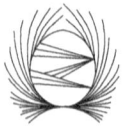

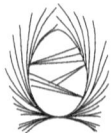

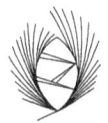

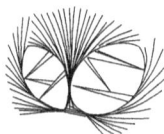

Figura 109
La cristalización
sensible visualiza,
con gran
anticipación, el
proceso de
formación de
un tumor

puede ser de origen humano, animal o vegetal. La observación al microscopio óptico, con luz polarizada, permite ver las propiedades cualitativas de las substancias orgánicas según pautas visuales.

La cristalización sensible nos aporta un método ultrasensible de identificar y valorar cuantitativamente las cualidades biológicas de una substancia, mediante la observación de las pautas de cristalización en rigurosas condiciones de control. Las placas deben aislarse, durante el proceso de cristalización, en una cabina especial a salvo de vibraciones, contaminantes e influencias electromagnéticas del entorno.

El método C.S. permite detectar el nivel de energía vital de los alimentos, cuantificando su calidad biológica y la presencia de contaminantes. Asimismo permite observar las pérdidas de vitalidad de un alimento según el método de cultivo, el proceso de conservación y el sistema de cocción. Por ejemplo, se observa que el cultivo biológico expresa una energía vital superior, pero la congelación debilita las fuerzas de crecimiento, y se ha observado que cocinar o recalentar con un horno microondas debilita y desnaturaliza las substancias.

Al determinar el nivel de vitalidad de los fluidos biológicos como sangre, sudor, orina, detecta las alteraciones del equilibrio biológico producidas por factores exógenos y endógenos. Los factores exógenos pueden ser los ambientales, climáticos, nutricionales y epidémicos. Como factores endógenos consideramos los psíquicos, emocionales, sexuales y fisiológicos. Es posible detectar las influencias nocivas del entorno, como la contaminación, las geopatías o el *electrosmog*. El método C.S. permite un diagnóstico precoz de enfermedades, ya que visualiza el proceso de formación de una patología o un tumor, a veces con años de antelación.

El método de cristalización sensible tiene aplicaciones en biología, física, química, farmacología, botánica, agricultura y medicina. Permite determinar la presencia de substancias biológicas, pesticidas, aditivos o agentes tóxicos en cantidades infinitesimales, difícilmente detectables por medios analíticos convencionales.

Hoy día se está introduciendo en España el método de la cristalización sensible, muy desarrollado en Francia en el campo de la enología, donde ha permitido mejorar y controlar la calidad de los mejores vinos y champañas. Según describe el naturópata Carlos Plá, es un método no invasivo para el paciente que se halla en estrecha relación con la geobiología y permite apreciar la energía vital del ser humano y su relación con el entorno.

Radiestesia o biolocalización

Al menos desde Vitrubio, en realidad desde la más remota antigüedad, el trabajo del verdadero *arki-tekton* implica, antes que nada, el arte de encontrar el buen sitio donde construir la morada humana. En la práctica tradicional de la arquitectura, la orientación y la conexión sensorial con la geografía y la geología del lugar, el reconocimiento sensible del paisaje, son la primera fuente de inspiración en todo proyecto arquitectónico. El arquitecto, como el geobiólogo, precisa conocer la radiestesia como el modo más directo e intuitivo de localizar las anomalías telúricas del subsuelo, y prácticamente indispensable para investigar las redes geomagnéticas.

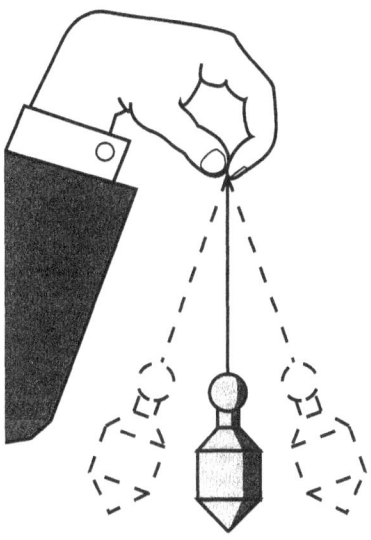

Figura 110
El péndulo amplifica las respuestas cinestésicas corporales

La práctica de la radiestesia exige una correcta integración mente-emociones-cuerpo. Es preciso saber claramente lo que se busca, tener un fuerte deseo y motivación de encontrarlo y adoptar la correcta actitud corporal. Podemos encontrar referencias en las prácticas meditativas de los monjes trapenses o budistas y las disciplinas corporales de los yogas o del *tai'chi*. La concentración mental, la visualización creativa, el autocontrol y el pensamiento positivo son herramientas indispensables. Al igual que postura recta, fluida y relajada y la correcta alimentación vital.

Figura 111
Las varillas se cruzan indicando la geopatía

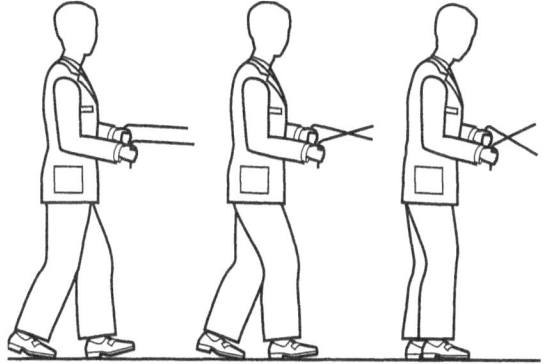

117

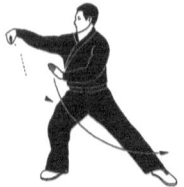

Figura 112
*La práctica del
tai'chi permite la
postura y actitud
correctas*

La elección del instrumento, varilla o péndulo, es enteramente subjetiva; recordemos que el verdadero instrumento radiestésico o kinesiológico, somos nosotros mismos. Por tanto podemos practicar radiestesia sin instrumentos. La propia mano, un nudo en el estómago o una alteración del pulso, una arritmia, pueden ser eficaces indicadores kinesiológicos o radiestésicos.

El único secreto está en la práctica diaria y la concentración mental. La fórmula es muy simple, trabajo, trabajo y trabajo: *Con la paciencia de un ángel y la persistencia de un buscador de oro.*

El geobiólogo usa la radiestesia para la detección del buen sitio, determinando la red geomagnética y las zonas alteradas por geopatías, y siempre que sea posible deberá corroborar su localización con instrumentos, verificando la ionización y las radiaciones del subsuelo.

Ética del geobiólogo

En ciertos casos, a juicio del profesional, debe evitarse facilitar al cliente un exceso de información técnica muy negativa, que puede producir daños psicológicos. Con personas hipocondríacas o muy aprensivas es frecuente producir respuestas fóbicas o neuróticas: ¡tengo un dragón debajo de la cama! El cliente puede considerar que no existe un lugar sano en toda la casa, viendo el laberinto de líneas de varios colores (venas de agua, fallas, Hartmann, Curry) que cruzan todo el espacio.

En estos casos es preferible, tras el estudio detallado, informar solamente del buen sitio donde reubicar la cama o despacho y las medidas protectoras a tomar, y reservarse la información técnica compleja, que quedará archivada.

Por el contrario, en ocasiones es preciso dramatizar la gravedad del caso diagnosticado, a fin de motivar a un cliente escéptico a reubicar su cama o tomar las medidas necesarias de corrección. El trabajo del geobiólogo no termina con el diagnóstico, recordemos que la finalidad de la geobiología es obtener la salud del hábitat. Es preciso por tanto usar una buena dosis de prudencia y sentido común, intuición y psicología, para encontrar en cada caso el punto de equilibrio y lograr la buena praxis profesional.

■ Medicina del hábitat
Una casa sana para una vida feliz

18. La casa sana

El buen sitio

La salud óptima no es posible en un mal sitio y a lo largo del texto hemos visto los factores microambientales que inciden en la salud del hábitat. Por tanto el objetivo del geobiólogo es buscar un lugar sano, según las tradiciones de Oriente y Occidente. Con frecuencia, el geobiólogo asesora al planificador o al arquitecto en la creación de un hábitat sano. Un lugar de alta vibración, según el "Arte de la Arquitectura" ubicado en el "Buen Sitio".

El buen sitio, se sitúa en zona neutra, fuera de las áreas afectadas por anomalías geofísicas

Un buen sitio debe incorporar vibraciones positivas. En el mercado inmobiliario se cotiza la belleza de un buen sitio. Como las magníficas villas romanas, un lugar soleado, protegido de los vientos húmedos del invierno y rodeado de naturaleza fértil, con una perpectiva hermosa y amplia panorámica sobre el horizonte.

Orientación

La geobiología, como los antiguos, plantea conectar con los ritmos solares y lunares, y orientar la casa con el Sol, algo que el ser humano busca desde la prehistoria. El calendario gigante de Stonehenge, cerca de Salisbury, quizá el monumento megalítico más singular del mundo, erigido durante la Edad de Bronce, se orienta hacia el solsticio de verano. Desde hace 5.000 años, entre otras funciones mágico-religiosas, es un calendario lunar y solar de precisión que permitía predecir los eclipses y conocer los períodos de siembra y recolección.

Los druidas, los asirios, los egipcios y los romanos, han dado mucha importancia a la orientación y a la ubicación geográfica

Un trazado geométrico de gran belleza muestra varios "círculos de piedra", cromlechs, de hasta 100 metros de diámetro, que se erigen concéntricos con un conocimiento astronómico muy exacto.

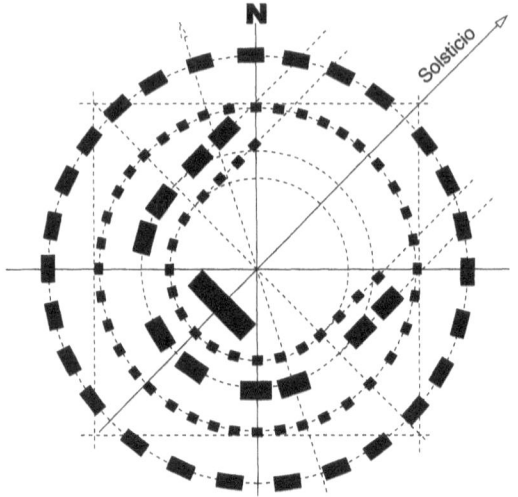

N
Solsticio

Figura 113
El origen de Stonehenge se conecta con los druidas y las leyendas artúricas del mago Merlín y la búsqueda del Grial

Sesenta bloques de turquesa, de 5 toneladas cada uno, han sido extraídos de una cantera a 320 kilómetros. Piedras de 45 toneladas fueron acarreadas desde más de 20 kilómetros. Las 81 piedras talladas en gres del círculo principal de 30 metros de diámetro pesan cada una 26 toneladas; esto nos da idea del ingente esfuerzo de aquel pueblo "primitivo". Un esfuerzo tan colosal exige gran motivación de sus constructores para conocer las direcciones del espacio y la medida del tiempo. La ubicación geográfica, en un lugar con altas radiaciones telúricas, revela que los druidas tenían un profundo conocimiento de las fuerzas cosmotelúricas.

Urbanismo y paisaje

El conocimiento de las fuerzas telúricas nos permite planificar el espacio habitable. Es difícil encontrar un caserío tradicional de más de cien años en un mal sitio. Los antiguos construían evitando los lugares insanos como rieras, marismas, que la actual especulación urbanística nos empuja a ocupar como habitación humana.

Como toda la arquitectura tradicional, el poblado dogon, inscrito dentro de un cuadrado, guarda relación con las medidas del hombre y sus relaciones armónicas, igual que observamos en Luxor, o en el templo maya, el

Orientación sagrada y profana

Mientras que los templos se orientan hacia el Sol, tradicionalmente la planta de las casas está generalmente orientada al Norte magnético, con la puerta principal mirando al mediodía solar y considerando la ubicación de sus muros y pilares de acuerdo con la estructura magnética del subsuelo, siguiendo la red geomagnética universal.

poblado fortaleza medieval o la catedral gótica. Y como todo el poblado, la casa dogon está orientada geomagnéticamente, con la cabeza al Norte. Su esquema nos muestra un esquema antropomorfo, la cocina corresponde a la cabeza, la sala común es el tronco central de la casa, las despensas laterales configuran los brazos y el vestíbulo representa las piernas en cuyo centro se abre el sexo, esto es, la puerta.

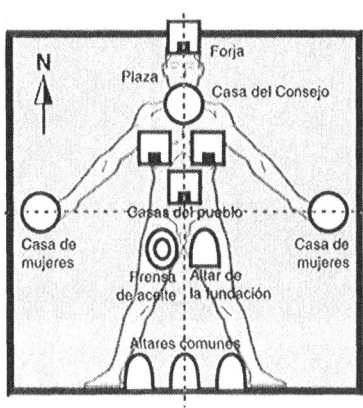

El *feng'shui*

Escuchar las tradiciones de Oriente y Occidente, como el *feng'shui* en China o el *vaastu shaastra* en la India, nos enseña a mirar el entorno como un conjunto, múltiple e interrelacionado, que influye en nuestra vida. Para elegir el emplazamiento, el geomante debe armonizar el Tigre Blanco y el Dragón Azul, las polaridades *yin* y *yang* del terreno. Esto exige un atento examen del paisaje para descubrir las formas del relieve, armonizando la casa con ríos, colinas, llanuras, valles y montañas.

Figura 114
Los dogon hoy viven al límite de la supervivencia

El modelo simbólico de la casa china nos propone un mandala. Una matriz que ordena el tiempo y el espacio, la casa calendario o *Mi'Tang,* corresponde a una mitología que refleja la organización de los mundos superiores. Orientada según los cuatro puntos cardinales, la casa tradicional china se inscribe dentro del cuadrado mágico de Saturno, en el que todas las ternas, horizontales, verticales o diagonales suman 15. Los tres sectores horizontales simbolizan el plano espiritual, el humano y el material. Están representados los cinco elementos tradicionales: Tierra, Agua, Metal (aire), Fuego y Madera (éter), eternamente interrelacionados en un ciclo de destrucción y construcción.

Figura 115
Mandala básico de la casa Mi'Tang

Patrones de diseño similares, basados en el cuadrado, los encontramos en la arquitectura clásica egipcia, griega y romana, pues estos conceptos simbólicos son universales, con diferentes lenguajes.

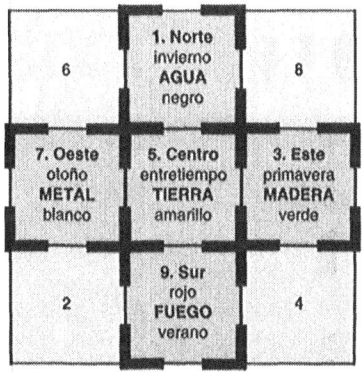

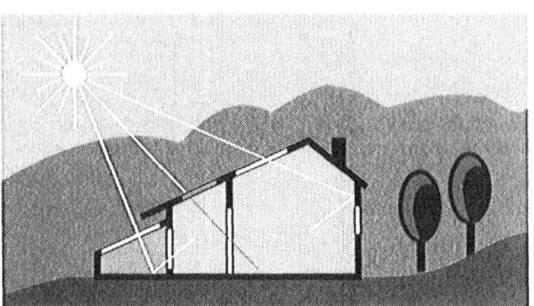

Figura 116
La casa bioclimá-
tica capta el sol y
se armoniza con
el entorno

Sistemas pasivos
tradicionales
como el alero o
la galería acrista-
lada, como los
conceptos moder-
nos del muro
Trombe permiten
el control de la
energía solar

Arquitectura biológica

La nueva arquitectura bio-lógica, sin renunciar a la creatividad, propone una vuelta a las raíces, busca recuperar la tradición de los maestros constructo-res. El proyecto responde a la necesidad del usuario que busca una casa real-mente habitable, no solamente un entorno sano y apto para la vida, sino que sea un espacio creativo para desa-rrollar plenamente el potencial humano.

Una casa biológica debe considerar el ahorro energé-tico, con el uso de energías alternativas, valorando en cada caso la rentabilidad del sol, el agua, la tierra o el viento como fuentes energéticas. Debe dar prioridad a la ubicación y la orientación cara al sol para rentabilizar los métodos de captación pasiva de energía y crear una arquitectura bioclimática, adaptada al hecho geográfico y con especial atención a la biometeorología.

Mediante las propuestas de la bioconstrucción, la arquitectura recupera el orgullo del oficio de constructor, y propone el uso de las artesanías y técnicas tradiciona-les y el uso de materiales nobles, sanos y biológicos. Creando un estilo local integrado en el país y en el paisa-je, que evite la uniformidad mimética de los edificios de acero y cristal, idénticos en Madrid, Tokio o Nueva York. El proyectista estudia las tradiciones constructivas de Oriente y Occidente, y propone una integración en la cul-tura y el paisaje local, potencia los recursos que pueden obtenerse en la comarca y evita los estilos y materiales ajenos y exóticos.

Casa sana, casa feliz

La casa sana para una vida feliz surge de la integración armónica de todas estas visiones especializadas durante el proyecto. Una arqui-tectura biológica, concebida por y para la vida, en la que las ciencias y las técnicas se ponen al servicio de la felicidad del ser humano, recuperando el concepto de arte de la arquitectura.

19. Armonización del hábitat

Substancias nocivas

Por razones económicas, en los últimos cuarenta años hemos aceptado como normales en la construcción, muchos materiales nuevos y baratos con altos riesgos. Según la bioconstrucción, muchos nuevos materiales son descalificados por su polaridad electropositiva, con efectos electrostáticos que causan daños biológicos.

Muchos materiales realizan emisiones tóxicas, como el formaldehído, que es cancerígeno. Por su gran superficie nos afectan las moquetas sintéticas, melaminas y aglomerados, igual que los adhesivos o colas usados. Por la misma razón debemos evitar las pinturas acrílicas y los barnices y lacas sintéticas, especialmente nitrocelulósicas. El ozono en la estratosfera tiene un efecto protector contra las radiaciones, pero en la baja atmósfera es peligroso a partir de 0,1 partes por millón, y puede ser producido por diversos equipos, como las fotocopiadoras.

Dentro del hábitat son especialmente peligrosos los materiales ignífugos de protección ante el fuego, como el amianto o asbesto, hoy totalmente prohibido y calificado como cancerígeno, pero instalado por millones de metros cuadrados durante los últimos años.

Entre los materiales de aislamiento térmico y acústico, debemos desechar por completo el PVC y la fibra de vidrio, dando prioridad al corcho y otros materiales biológicos. Es particularmente peligroso el uso de aislamiento de fibra de vidrio desnuda en los conductos de aire acondicionado, ya que el caudal de aire arrastra en suspensión las fibrillas casi microscópicas, que llegan a penetrar muy profundamente en nuestros pulmones, con efectos potencialmente cancerígenos.

El uso del hormigón armado está en cuestión especialmente por sus aditivos, con frecuencia de efectos tóxicos, por lo que es preciso indagar la composición química del cemento y la procedencia de los áridos, arenas y gravas utilizados que pueden ser radiactivos. Otro

El Barlimont, el edificio emblemático de la Comunidad Europea en Bruselas, hubo de ser evacuado debido al exceso de amianto

*Figura 117
El hormigón armado crea el efecto de Caja de Faraday.*

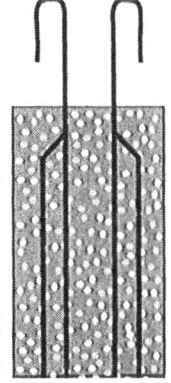

Todas las plantas perfuman la atmósfera y equilibran la electricidad del aire aportando los relajantes iones felices (−)

aspecto a considerar es la armadura de ferralla utilizada para armar forjados, vigas y pilares. La retícula de hierro que se crea altera el geomagnetismo local y contribuye al efecto Caja de Faraday* aislándonos de las energías naturales del entorno.

Contaminantes en el aire

La presencia de plantas dentro y fuera de la casa, elimina múltiples contaminantes en el aire. Sabemos que las plantas absorben el CO_2 y emiten O_2, y algunas especies tienen especial afinidad por las substancias tóxicas que nos enferman. Es sabido que el aloe vera es capaz de eliminar en 24 horas el 90 % del formaldehído.

El bienestar exige mantener una humedad relativa del aire entre 40 y 60 % y la temperatura entre 15 - 18º C para una actividad normal. La ventilación es vital, debe asegurarse un suministro de aire mínimo de 20 m³/h por persona, y de 70 m³/h si hay fumadores.

Algunas substancias tóxicas

Son frecuentes en ambientes cerrados.

Productos de combustión	Materiales de construcción	Productos de consumo	Varios
NO_2	Fibra de vidrio	Pinturas	O_3
NO	Amianto	Barnices	Pb
CO	Granito	Plásticos	Fe
CO_2	Hormigón	Colas	Mn
BAP	Aglomerado	Pegamentos	Al_2O_3
SO_2	Melamina	Disolventes	Radón
VOC	PVC	Sellantes	
Humo de tabaco:	Compuestos	Papeles de pared	
Aldehídos	orgánicos :	Colas de empapelar	
HCN	Formaldehído	Fibras textiles	
Cetonas	Lindano	Pesticidas	
Nitrilos	Disolventes	Insecticidas	
Nitrosaminas		Detergentes	
Nicotina		Cosméticos	
Arsénico			
Cadmio			

Materiales biológicos

La calidad biológica tiene un sobrecoste que debemos pagar si deseamos un hábitat sano, recordemos que una casa es para toda la vida. El primer aspecto es que los materiales tradicionales son de origen natural y tienen, como la propia Tierra, efectos electronegativos y nos descargan del estrés del *electrosmog.* Son materiales usados, desde siempre, en la construcción y decoración de nuestras casas como la madera, el corcho, el yute o el linóleo. Podemos utilizarlos en muebles, pavimentos, revestimientos de suelos y techos. La madera con acabados biológicos con ceras o aceites, como la linaza, o con barnices naturales es un magnífico neutralizador de las radiaciones telúricas. Las vigas de madera, usualmente castaño o roble, aportan una garantía de siglos.

Podemos considerar el uso de hormigón en masa, sin hierro, para muros y cimientos; y está en desarrollo el uso de armaduras no metálicas que no implican problemas de electromagnetismo. Si, por razones económicas o estructurales, es imprescindible la armadura metálica, debe descargarse eléctricamente con una eficaz toma de tierra. Son adecuados los materiales tradicionales como el tapial, el adobe, el ladrillo y las cerámicas, aunque conviene controlar el nivel de radiactividad de las arcillas utilizadas, que no debe superar el nivel de la radiación de fondo. La radiactividad puede ser muy alta en algunos tipos de gres cristalizado. La piedra o el mármol son aconsejables, con preferencia de origen calcáreo, que neutralizan parcialmente las geopatías, evitando colocar las piedras cristalinas en grandes superficies, como cuarcitas y ciertos granitos demasiado radiactivos.

Como aislantes, además del corcho natural o aglomerado, tienen magníficas propiedades térmicas y acústicas muchos materiales de origen vegetal, como el papel reciclado y expandido, la paja, la viruta de madera, el fieltro de madera o el fibrado de cáñamo. Otros aislantes de origen mineral, como la perlita y la vermiculita, son minerales inertes expandidos por calor.

Lograr la calidad ambiental es una apuesta por el lujo de la salud y la calidad de los materiales duraderos, los de toda la vida. Invertir en una casa sana es la mejor inversión financiera a largo plazo.

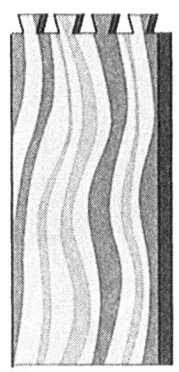

Figura 118
Existen construcciones, palacios y basílicas, con estructura de madera que ha durado más de cinco siglos Es seguro que ninguno de nuestros orgullosos rascacielos de hormigón va a durar el mismo tiempo

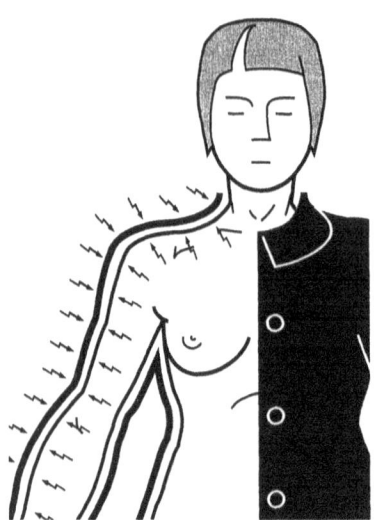

Figura 119
Para el frágil
Homo
Tecnologicus,
la ropa es una
segunda piel

Algunos sofás
baratos son una
verdadera "silla
eléctrica" debido
a rellenos de
espumas
sintéticas muy
electrostáticas

La ropa

La elección de la ropa de vestir, nuestra segunda piel, debe ser holgada para permitir el intercambio ionoatmosférico y la respiración cutánea. Por estar en contacto directo con la piel, para las prendas interiores debemos elegir exclusivamente fibras 100% naturales, con preferencia de seda o algodón, sin tratamientos químicos.

Son tolerables las fibras artificiales como rayón y viscosa, de origen vegetal, imitaciones correctas de la seda. Debemos desechar totalmente del uso habitual las prendas sintéticas, como el poliéster, tergal o nailon (poliamida), que en general dificultan la transpiración e incrementan la electricidad corporal. Especialmente desaconsejables son el termolactyl y los acrílicos (lycra) tan usados en prendas deportivas, por la gran carga electrostática que acumulan.

También tiene importancia la ropa de cama, especialmente las sábanas, por estar en contacto con la piel. Deben ser de algodón 100% o, si lo preferimos, de seda natural. Preferimos la manta tradicional de pura lana virgen, y mejor aún si nos podemos permitir el lujo asiático del *cashemir* o la seda natural. También es adecuado el edredón nórdico auténtico, de plumas de ganso *(eider)*, aunque puede causar respuesta alérgica en algunas personas. Pero son totalmente desaconsejables las colchas y los edredones de fibras y rellenos sintéticos.

Aunque no toque con nuestra piel, también debemos considerar el resto de la ropa de la casa. Por su gran superficie, las alfombras, tapicerías, cortinajes y mantelerías ejercen una influencia ambiental sobre todo por su capacidad de generar cargas estáticas y captar el polvo. En la ropa de la casa el consejo es el mismo, uso prioritario de fibras naturales 100%. Pura lana virgen en gruesas alfombras, cortinajes en lino, algodón o seda, y mantelerías por supuesto de algodón, hacen una casa cómoda y saludable. En una palabra, invertir en calidad ambiental y bienestar es invertir en salud.

La cama y el colchón

Si tenemos en cuenta la importancia de las horas nocturnas, cuando somos más vulnerables y las radiaciones telúricas se incrementan al máximo, la

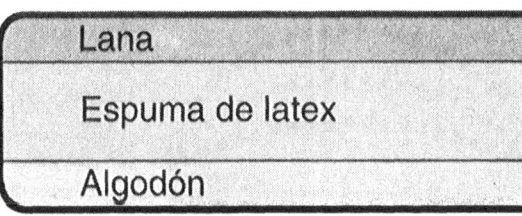

Figura 120
El futón mixto es una buena elección

calidad del colchón es prioritaria ya que estamos físicamente en contacto con él, ocho horas cada día, un tercio de nuestra vida. En los entornos contaminados por geopatías o *electrosmog,* debe desecharse por completo el colchón de muelles y el somier metálico, ya que, como todos los elementos metálicos, por efecto antena, se cargan con los campos magnéticos y eléctricos existentes. Por la misma razón son poco aconsejables las camas mecanizadas con motores eléctricos.

Daremos preferencia a una cama con estructura de madera maciza. Debemos reconsiderar el uso del tradicional colchón de lana, que ofrece la máxima protección frente a las geopatías. Realizado "a la inglesa", esto es en dos o tres colchonetas delgadas independientes, de 6 a 8 cm, no se apelmaza y se obvia la incomodidad tradicional de tener que varearlo y rehacerlo cada año.

El futón, el colchón japonés de algodón, se considera neutro. También es aconsejable el colchón de látex, fabricado en caucho natural. Hoy día se encuentran futones mixtos de látex-algodón, y de lana-látex-algodón, que aportan un buen factor de protección y excelente comodidad. Como vemos, eligiendo soluciones tradicionales evitamos todos los riesgos biológicos, pues han superado con éxito el test de mercado durante varios siglos.

Neutralizadores

Cuando no es posible vivir o trabajar en el buen sitio, es necesario protegerse de los efectos nocivos de las domopatías, sea por geopatía, meteoropatía o por la contaminación electromagnética. Sabemos que una casa de madera mejora el nivel vibratorio del entorno, por lo que un buen parqué, mínimo de 20 mm, es por sí mismo un elemento de neutralización de geopatías.

Tradicionalmente se ha recomendado la piel de cordero, pues se atribuye a la lana virgen una gran capacidad

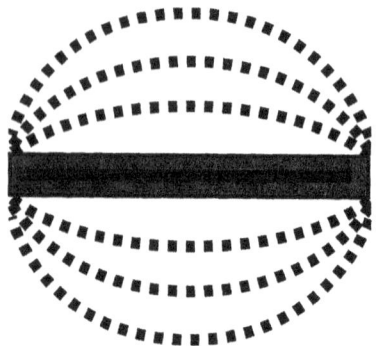

Figura 121
La piel de
cordero crea un
efecto de escudo
abierto, que
protege tanto
encima como
debajo

Para descargar la
piel de cordero
basta con lavarla
con jabón neutro,
del tipo Lagarto o
Chimbo, y dejar-
la 24 horas a sol
y sereno

de neutralizar las influencias geopáticas que ha sido comprobada mediante test kinesiológicos. Como manta o bajo la cama, como alfombra, la piel de cordero protege eficazmente al durmiente, pero se carga y se satura por las radiaciones y es aconsejable descargarla frecuentemente, cada luna llena si está situada en un ambiente muy geopático. Diversas pantallas geomagnéticas, como el *Biosystem,* que protegen el espacio de dormir, utilizan el efecto protector de la lana virgen y mejoran la eficacia de la piel de cordero con diversos sistemas generadores de ondas bioarmónicas*, con la particularidad de que no se saturan gracias a su sistema de descarga.

Siguiendo las investigaciones de Wilhem Reich en los años cuarenta, en diversos países europeos, se han desarrollado generadores de onda armónica que neutralizan los efectos sobre el organismo de las ondas nocivas. A partir de los experimentos con el generador orgónico de Reich, en las instalaciones atómicas de El Álamo, se observó la acción sobre el sistema inmunitario incrementando la resistencia a las radiaciones.

Diversos investigadores en geobiología están obteniendo buenos resultados con modelos de generadores de onda bioarmónica (onda de Schumann y otras), que recuperan los biorritmos armónicos del organismo. Siguen este principio los neutralizadores de geopatías desarrollados por el Instituto de Geobiología de Blanche Merz en Chardonne, Suiza, un solo aparato es capaz de neutralizar toda una vivienda.

En otra línea de trabajo, el biofísico alemán Dr. Ludwig, colaborador de la NASA, junto con investigadores del Instituto Max Planck, ha desarrollado un equipo miniaturizado de protección personal, en la universidad de Friburgo. El bioequilibrador psicofísico celular *Medisend* se basa en la modificación de estructura molecular. Por su pequeño tamaño, apenas 15x40x50 mm, puede llevarse en el bolsillo, si es preciso durante toda la jornada de trabajo, en ambientes contaminados por *electrosmog* y radiaciones cosmotelúricas.

Esta terapia de biorresonancia tiene importantes aplicaciones médicas, pues favorece la eliminación de toxinas, recuperación de lesiones, alivio del dolor muscular o articular y refuerzo del sistema inmunitario.

Geopuntura

Sumergidos en la civilización (del latín *civis, civitas:* ciudad), cada día es más difícil poder elegir el buen sitio, y frecuentemente tenemos la casa de nuestra familia situada sobre una peligrosa geopatía. La pregunta que surge es: ¿podemos desviar esas fuerzas de la tierra? El concepto de geopuntura surge por analogía con la acupuntura y los meridianos energéticos del cuerpo, ante la observación de los efectos energéticos que los megalitos, especialmente los menhires, crean en su entorno.

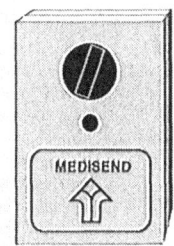

Figura 122
Biorresonador
Medisend
de bolsillo.

La situación debe ser sobre los cruces de la red H, coincidentes sobre la vena de agua, colocando cuatro picas, dos a cada lado del espacio a proteger. La técnica consiste en clavar un tercio de la pica en tierra, para utilizarla a modo de acupuntura de la tierra, dejando la punta hacia arriba como descarga de la energía telúrica.

Su uso está muy indicado en las viviendas que disponen de jardín o terreno anejo propio, donde poder situar las picas. En interiores también pueden colocarse, pero crean una zona muy energética y nociva en su entorno, que puede ser de más de un metro de diámetro, donde debe evitarse permanecer. Pueden situarse en un rincón o detrás de un mueble, siempre sobre la vena de agua y preferiblemente sobre un cruce de Hartmann. Sin embargo, con el tiempo se saturan y oxidan, por lo que, cada luna llena, debemos decargarlas sumergiéndolas en agua corriente, y abrillantarlas para eliminar el óxido y recuperar su eficacia. Un efecto más potente se logra utilizando en vez de una simple pica de cobre, un condensador multicapa, realizado según el esquema metal-aislante-metal-aislante-metal, similar al generador orgónico de W. Reich, aunque su uso puede ser peligroso y debe ser ubicado con precisión por un experto. Igualmente, el uso de espiras o circuitos oscilantes, siguiendo las teorías de Lakowsky, puede ser muy eficaz. La eficacia del diseño y la correcta ubicación deben ser probadas mediante radiestesia y kinesiología.

Pueden utilizarse picas de cobre, de las usadas en tomas de tierra, de 150 cm y 15 mm de diámetro.

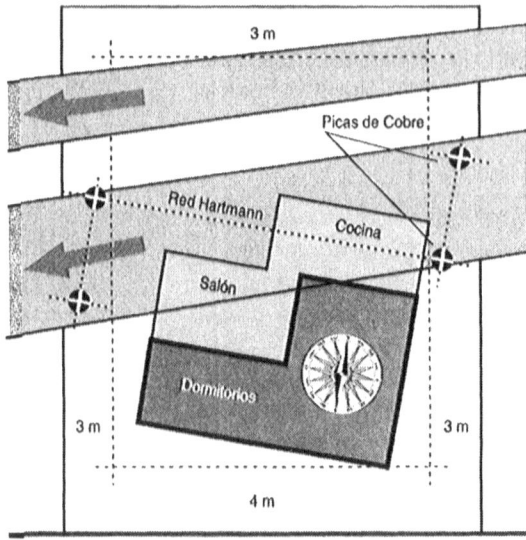

3 m

Picas de Cobre

Red Hartmann

Cocina

Salón

Dormitorios

3 m

3 m

3 m

4 m

Figura 123
La geopuntura
neutraliza la
geopatía

En palacios y casas seño-
riales antiguas, el efecto
energético lo realizan
auténticos menhires, sean
obeliscos, monolitos, cru-
ceiros o singulares escul-
turas, de piedra, bronce o
hierro, cuyo diseño acabe
en punta. Con frecuencia,
a ese entorno le llaman
'rincón de las brujas" en
respuesta a la fuerte
vibración.

Color y luz

La cantidad de luz es un
factor de salud, la luz y la
oscuridad influyen en la
pineal, pero también nos afecta la calidad vibratoria, o
sea el color de esa luz. El uso del claroscuro permite
recrear el espacio habitable, incluso modificar la percepción dimensional y destacar lo que queremos ver. La cantidad de luz es un aspecto vital en la ergonomía del puesto de trabajo, pero también en la cocina, el salón o el dormitorio, que requieren tratamientos lumínicos adecuados
al uso del espacio.

Es preciso abrir la casa al sol mediante ventanales,
claraboyas y vidrieras. Y modelar esa luz con persianas,
cortinajes y parasoles. Recordemos que: *donde entra el
Sol no entra el médico* y por lo tanto vivir con una iluminación artificial en los espacios interiores nos priva del nivel
vibratorio del espectro solar.

El uso de la luz y el color será objeto de un tratamiento más profundo en un próximo título de esta colección.

Cuando decimos color rojo, estamos refiriéndonos
exactamente a una longitud de onda precisa, de 680 Å, y
cuando decimos color azul, se trata de una vibración de
470 Å. Cada color del arco iris posee una frecuencia
vibratoria y una longitud de onda específicas, que tienen
unos efectos psicobiológicos concretos sobre el ser
humano. Se ha estudiado la influencia de los siete colores
sobre las siete glándulas hormonales y hay una correla-

Figura 124
El arco iris
simboliza la
armonía

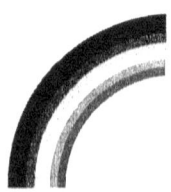

ción vibratoria con las siete notas de la escala musical.

Todas las culturas, de Oriente y Occidente, atribuyen sugerencias internas y espirituales al color violeta. Todos sentimos serenidad y relax con el azul cielo, efectos dinámicos y alegres con el amarillo solar e impulsos enérgicos y eróticos gracias al color rojo.

El abuso de vidrios baratos en las ventanas, con excesivo contenido en plomo, impide el paso de los rayos ultravioleta. Pero los UV son imprescindibles para que vivan nuestras plantas y tienen un efecto bactericida y purificador del ambiente. Recordemos la vieja y eficaz cura de las paperas, bastaba colocar al niño con la garganta al Sol y un paño rojo.

Estamos faltos de cromoterapia, vivimos en casas demasiado blancas, totalmente faltas de color en el interior. Y con frecuencia, los arquitectos crean unas ciudades demasiado grises y tristes, también faltas de color en el exterior, hoy agravado por la lluvia ácida y la contaminación. Esto no era así en la antigüedad, nuestros palacios y catedrales estaban totalmente policromados, toda la piedra, que hoy vemos triste y desnuda, estaba enteramente pintada de brillantes colores.

El poder energético del Sol, dentro de casa, nos lo aportan los maestros impresionistas mediterráneos. Por ejemplo tener un Manet o un Sorolla en el salón, basta una buena litografía, eleva el nivel vibratorio del ambiente y reequilibra nuestro sistema inmunitario. Por el contrario, colocar un cuadro conflictivo en el dormitorio, como es "El grito" de Munch, es un camino seguro hacia una noche de pesadilla.

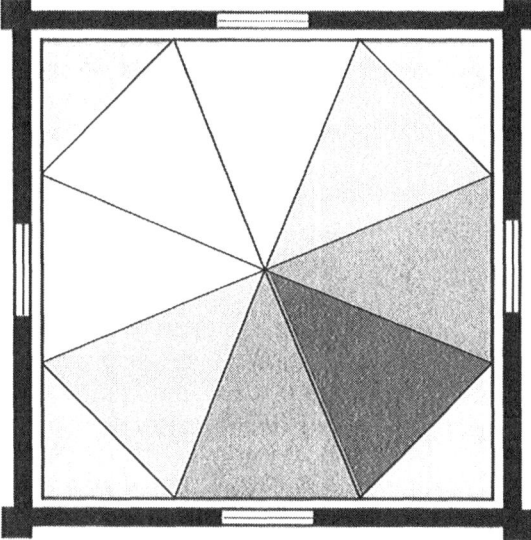

Figura 125
La forma y el color de una claraboya cargan muy positivamente el espacio

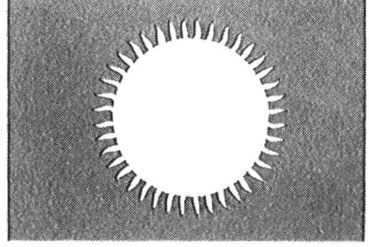

Figura 126
Sol, solete

131

Energía de las formas

Desde 1940, hemos sufrido diversas modas de la terapia con pirámides, y se ha demostrado la influencia de las formas sobre los organismos biológicos, como ya hemos mencionado. Conocemos el poder vibratorio del cristal de cuarzo, y sus aplicaciones en cronómetros de precisión. La geometría mágica de Pitágoras concede especial protagonismo a la simetría de las formas en los poliedros regulares. Especialmente, el dodecaedro tiene una influencia positiva por su forma geométrica, independientemente del material con que esté construido.

Igualmente las formas planas de los polígonos regulares poseen una influencia. Estas formas puras y simétricas tienen un uso terapéutico en clínicas que trabajan con la forma y el color, utilizando habitaciones de formas poliédricas y ventanas que son polígonos regulares de diversos colores.

Observamos el poder mágico de la simetría en los mandalas tibetanos y en los vitrales góticos, donde la forma se alía con el simbolismo y el color. Como los griegos, los egipcios y los romanos, sabemos el poder que la belleza de las formas tiene sobre el espíritu humano.

La forma del espacio habitable aporta conceptos y sensaciones creativas como grandiosidad, magnificencia, solemnidad, claramente perceptibles en la arquitectura monumental de todas las culturas.

Figura 127
El dodecaedro tiene la proporción armónica

Pero las sensaciones destructivas como opresión, estrechez, agobio pueden ser creadas también por un espacio arquitectónico. Quizá debamos investigar de nuevo en la geometría sagrada de Pitágoras. Un sencillo test de kinesiología, como el *AR reflex*, nos permite comprobar, por nosotros mismos, la influencia, positiva o negativa, de una forma, un ritmo o un color sobre nuestro nivel energético.

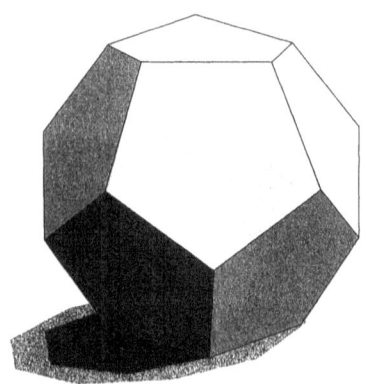

La percepción artística es quizá el sentido innato de captar esa energía de las formas, los ritmos y el color en la naturaleza y en el arte. Todos poseemos un don para captar la belleza y sabemos que lo bello es bueno para la vida.

20. Estilo de vida

Cuerpo, mente, salud y entorno

El modelo de la física marca la vanguardia de las ciencias y siguiendo a Einstein tendemos a decir que todo es energía, un principio activo, masculino o *yang*. Pero podemos afirmar con igual rotundidad que todo es materia, el principio pasivo, femenino o *yin*. La materia es energía condensada o latente. La realidad es *yin* y *yang* como nos muestra el círculo dinámico del *tai´chi*, y como afirman hace miles de años los antiguos vedas. La física afirma que el Universo está en continua transformación, un proceso incesante de creación y destrucción, y la materia que se crea hoy se transforma en energía mañana.

En el cosmos la materia y la energía no se crean ni se destruyen, sólo se transforman, eternamente

De la misma manera, ciertas escuelas terapéuticas afirman que todo es mental, todo es información, y que las enfermedades, incluso el cáncer, se curan con psicoterapias, como sostienen, desde hace años, Simonton o Hamer. Pero también es verdad que a través del cuerpo se puede interactuar sobre la mente, ésta es la postura de los terapeutas corporales. En una visión holística, global, ambos tienen razón. Porque la enfermedad aparece por la desarmonía entre cuerpo y mente, y entonces perdemos la conexión sensible, artística, kinesiológica o radiestésica con el entorno.

Sabemos que la postura corporal condiciona la actitud mental. Es imposible estar optimista con la espalda encorvada y el pecho hundido. Igual que es imposible permanecer deprimido después de una hora de bailar samba. Cualquiera puede experimentar la eficacia de la terapia corporal después de una sauna y un masaje experto con aromaterapia. Parece obvio que una mente fuerte sobre un cuerpo débil y enfermizo no puede desarrollar todo su potencial, como un cuerpo sano dotado de una mente inferior nunca desarrollará todas sus habilidades potenciales. Por tanto plantear la terapia integral como un proceso psicofísico es coherente con el estado de la ciencia médica. La respiración consciente se sitúa en el punto de

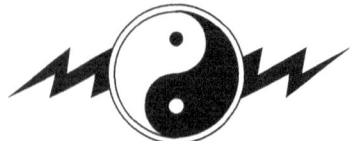

Figura 128
Un símbolo
del 'chi o
energía vital

intersección de nuestra dimensión física y mental. El *pneuma,* concepto griego para aire o espíritu, fluye a través de los pulmones. Los alveólos, verdaderos conmutadores de iones, lo introducen en el torrente circulatorio que irriga todas nuestras células hasta las neuronas.

Según la tradición, a través de la respiración adquirimos el *'chi,* la energía vital, también llamada *prana* por los hindúes. Sorprendentemente, los maestros hindúes de los *Upanishads* ya conocían la esencia física de la energía pránica. Sabían que el alto contenido en oxígeno, por sí sólo, no aporta la suficiente vitalidad, sino que el buen *prana* hay que buscarlo en los feraces bosques, las altas cumbres o los acantilados bravíos, todos ellos sitios vírgenes con atmósfera limpia y rica en iones. Según los maestros del lejano oriente, los elementos más valiosos, los más plenos de *prana* o *'chi* a nivel vital, son ciertos isótopos, altamente ionizados, de los gases nobles, sólo presentes en las altas cumbres.

Las técnicas de biorrespiración del rebirthing pueden provocar un verdadero renacimiento

La calidad energética del aire es vital y las técnicas de biorrespiración nos permiten oxigenar la sangre, activar la mente y desechar el desánimo en pocos minutos. Podemos seguir la escuela tradicional del yoga, el *pranayama,* o si se prefiere practicar el *chi'kung,* técnica china propia del *tai'chi* o elegir alguna de las terapias modernas, pero de acuerdo con todas ellas podemos decir, ¡respira!

Musicoterapia

El poder bioequlibrador de la música es de sobra conocido, frente al ruido de nuestras ciudades la buena música aporta una información bioarmónica equilibradora que afecta en pocos minutos a todo el organismo. Se dice que la música nos transporta y esto es fácil experimentarlo con los grandes compositores como Bach, Beethoven, Schumann, o Mozart.

Tanto la música clásica, así como toda la auténtica música étnica o *folk,* han sido verdaderos "éxitos de ventas" durante siglos. También encontramos creaciones positivas en la música ligera, en general aportan bioinformación positiva las baladas, las canciones de amor optimistas y toda la música de ritmo dinámico suave, al contrario que ciertos ritmos duros, mecánicos y machacones del *hard rock* y el *tecno-music* que nos derrumban el sistema inmunitario. De cualquier manera, como ya hemos mencionado, no tiene nada que ver música en lata, aunque sea la mejor grabación en CD, con la música "en vivo" y recordemos que para nuestro equilibrio energético es mejor "hacer música", cualquier música, que escuchar pasivamente la mejor sinfonía. Si estamos deprimidos o abúlicos debemos preguntarnos cuántas horas dedicamos cada semana a cantar, tocar y bailar.

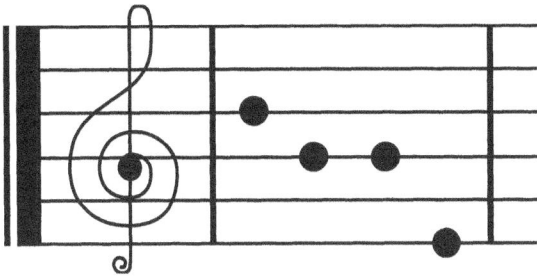

Figura 129
La música y aún más la danza revitalizan todo el cuerpo

Psicoenergía

El concepto de psicoenergía se apoya por un lado en las ciencias objetivas, física, biología, psicología y por otro en las clásicas tradiciones, orientales y occidentales. La psicoenergía como concepto de energía creadora, omnipresente y vital engloba los conceptos occidentales de *líbido, orgón, vril,* o los orientales de *'chi, prana, kundalini.* Corresponde a la definición tradicional de alma (del griego *psiké*), si remitimos a la etimología más básica de *anima, animus,* algo tan sutil como la energía vital, la energía que nos anima, que nos hace animales y animados, la pequeña diferencia entre un cadáver y un ser vivo.

Para una recarga integral de la energía psicofísica, aconsejamos la Dieta de los Cinco Elementos. Conectar cada día con la tierra, el agua, el aire y el sol. Descubrir la diferencia táctil entre tierra y asfalto. Saborear la vibración del agua corriente de manantial. Practicar el baño de aire a primeras horas de la mañana, sumergiendo la piel en un océano de iones negativos. Tomar cada día, especialmente en invierno, al menos treinta minutos de sol en toda la piel. Y finalmente, encontrar cada noche y cada madrugada un tiempo y un espacio para la dimensión interior y espiritual. Descubrir el quinto elemento, el Éter de los griegos, practicando el silencio, la oración o la meditación creativa mirando las estrellas.

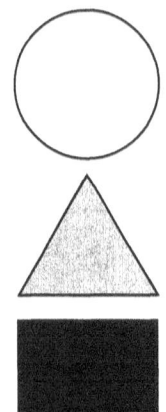

Terapias naturales

Hoy sufrimos un bombardeo de publicidad de terapias naturales para lograr aquella meta de *mens sana in corpore sano*, y todas son positivas, la dificultad está en como elegir la que se adecúa a nuestro problema. La terapia elegida debe integrarse en nuestro modo de ser sin trastornar la vida de cada día, y aportar minuto a minuto, paso a paso, pero constantemente una pequeña mejora de la vibración interior.

Los productos milagro como el *gingseng* coreano, la jalea real, el propóleo, la savia de arce, o el *eleuterococus,* son elementos positivos. Realizar una cura una vez al año, en primavera o en otoño, o ante una patología concreta, es un método seguro de reforzar nuestro sistema inmunitario.

Figura 130
Los tres planos de la realidad, mente, corazón y vientre, simbolizados por los polígonos elementales

Pero la base de la salud está en los alimentos vivos, llenos de vitalidad, con una base de frutas frescas y ensaladas, junto a los cereales, legumbres y, si se precisa, un pequeño aporte de productos animales de calidad biológica. Y el primer paso hacia la salud integral empieza dentro de nuestra mente, con el pensamiento creativo y optimista viviendo, y especialmente durmiendo en el buen sitio.

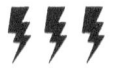

Consejos de salud
- Vivir en el buen sitio, libre de geopatías.
- Ubicar la casa en relación al clima y al paisaje.
- Eliminar las fuentes de *electrosmog*.
- Cuidar la calidad del aire interior.
- Eliminar los materiales tóxicos del hábitat.
- Elegir un entorno libre de contaminación atmosférica.
- Ambiente libre de ruido.
- Usar iluminación correcta.
- Vestir y calzar con materiales naturales.
- Realizar, cada día, una alimentación correcta.
- Conectar frecuentemente con la naturaleza.
- Realizar suficiente actividad física.
- Practicar el pensamiento positivo y optimista.

■ Epílogo

Camino de Santiago

En el camino a Santiago de Compostela podemos captar, como peregrinos, la energía vital y espiritual que surge de la Tierra. Siguiendo las sendas vibratorias de las *vuivres,* los caminos de energía marcados por los itinerarios energéticos de las Venas del Dragón, percibimos en su verdadera dimensión la conexión cosmotelúrica.

El autor, como tantos peregrinos, pudo experimentar por sí mismo la poderosa vibración de este camino de energía, al realizar el primer estudio geobiológico del Camino de Santiago, por encargo de la Consejería de Cultura de la Rioja, dentro del estudio antropológico del Proyecto Petra y patrocinado por la Comunidad Europea, en 1988. Junto a basílicas y catedrales impresionantes como Nájera o Santo Domingo de la Calzada, destaca un sencillo templo mozárabe en Suso, que tiene mayor nivel vibratorio que el magnífico monasterio del valle de Yuso.

El cenobio de Suso, perfectamente orientado al Sol, arquitectónicamente pobre y sencillo, mezcla diversos estilos, evolucionando a través de los siglos que duró su construcción del mozárabe al románico. Construido sabiamente por sensibles monjes eremitas, el altar mayor se ubica en un auténtico sitio de poder, un alto lugar cosmotelúrico, como diría Blanche Merz. La mesa del altar toscamente labrada semeja un dolmen prehistórico. Y se sitúa exactamente en el cruce, en X, de dos poderosas corrientes de agua subte-

Figura 131
El cenobio de Suso se ubica en un lugar de poder

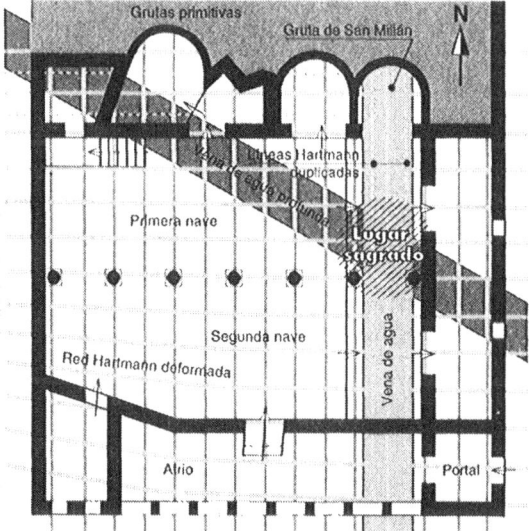

137

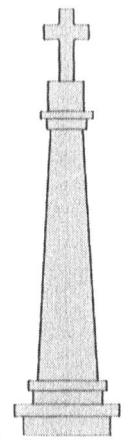

Figura 132
El cruceiro, como
el menhir, marca
la ruta de energía
del Camino de
Santiago

rráneas, un lugar donde las vibraciones cosmotelúricas se muestran muy poderosas.

Peregrinar a los lugares mágicos tradicionales puede ser una terapia vibratoria con profundos efectos psicosomáticos, para muchos una verdadera iniciación y una auténtica transformación alquímica. Hoy el camino de Santiago es un "itinerario cultural europeo", y miles de turistas lo recorren buscando su vibración mágica, en lejano recuerdo de tantos peregrinos que llegaban hasta el Atlántico, en Finisterre, tras cruzar toda Europa.

No es preciso viajar hasta Santiago, cada uno puede descubrir un camino de energía personal peregrinando al Rocío. Y no es necesario dejarse deslumbrar por los grandes mitos, y realizar largos viajes al Tibet, a Luxor, a Chitchén Itzá o al Machu Pichu. Pues muchos lugares mágicos cercanos como Covadonga, Montserrat, el Maestrazgo, igual que el monasterio del Escorial, Carnac o el castillo cátaro de Montsegur, aportan esa alta vibración cosmotelúrica. Como dijo un gran lama tibetano, la mayor luz espiritual del mundo vibra en el silencio de la Trapa de Burgos. Sólo es preciso adoptar la postura y la actitud mental adecuadas y encontrar nuestro propio camino con la fe del pastor o del peregrino medieval.

⚡⚡⚡

Ecología Interna

Es utilizar las técnicas del *yoga*, el *tai'chi*, el control mental o la meditación y canalizar nuestra fuerza vital para armonizar mente, corazón y cuerpo y lograr la salud integral en armonía con la naturaleza. Conseguir la "Ecología Interna" es el arte de vivir en plenitud, en el Buen Sitio, ampliando nuestra visión del Universo y del ser humano armonizado con la Tierra, la madre *Gea*, y desarrollando la consciencia planetaria.

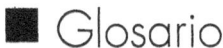 Glosario

Alergia electromagnética: Reacción de hipersensibilidad, producida o agravada por la presencia de campos electromagnéticos.

Aeroionterapia: Terapia mediante iones negativos en el aire respirable.

Amalgama: Aleación metálica de mercurio, usada para empastes dentales.

Autoinmune: Reacción inmunitaria de un organismo frente a algunos de sus componentes.

Bäubiologie: Literalmente, conocimiento o estudio de la vida en la casa. Del alemán *bäu:* casa. Ver también domobiología y geobiología.

Bioarmónico: Factor, elemento o entorno que armoniza con los procesos de la vida.

Biometeorología: Estudio de las interacciones entre los seres vivos y la meteorología.

Biómetro: Escala radiestésica de medida de la energía vital de un sujeto o un lugar.

Biofotón: Emisión de cuantos de luz, o fotones, de origen biológico.

Caja de Faraday: Recinto metálico cerrado que, correctamente derivado a tierra, aisla de los campos eléctricos y radiofrecuencias.

Cancerígeno: Agente capaz de inducir el desarrollo de un cáncer.

Cosmotelúrico: Relativo a las interacciones entre la Tierra y el Cosmos.

Domopatía: Literalmente, patología de la casa. Del latín *domus:* casa.

Domobiología: Literalmente, conocimiento o estudio de la vida en la casa. Del latín *domus:* casa. Ver también geobiología y *bäubiologie*.

Dosimetría: Medición de la dosis absorbida de un agente contaminante. Por extensión se aplica a la determinación de cualquier magnitud absorbida.

Electrosmog: Contaminación ambiental por ondas electromagnéticas.

Electromagnético: Relativo a los fenómenos eléctricos y magnéticos.

Electrostático: Relativo a la electricidad en reposo, como la carga eléctrica de un objeto.

Ergonomía: Estudio de la capacidad y psicología humanas en relación con el ambiente de trabajo y el equipo manejado por el trabajador.

Energía de las formas: Influencia de las proporciones y formas geométricas.

Factores microambientales: Factores de baja intensidad que alteran la calidad ambiental, hasta ahora no suficientemente valorados, los cuales no son perceptibles por los sentidos convencionales.

Geobiología: Disciplina que estudia las interacciones biológicas entre los seres vivos y los campos energéticos, naturales y artificiales, presentes en nuestro hábitat. También se conoce como domobiología o medicina del hábitat.

Geodésico: Referente a la ciencia geométrica que tiene por objeto determinar la posición exacta, la forma y las medidas de la superficie del planeta o de sus partes.

Geopatía: Patologías producidas por factores geológicos. Del griego *Gea:* Tierra.

Geopático: Lugar que produce geopatías.

Geopatógeno: Entorno que tiene anomalías geofísicas o geopatías.

Ionización: Proceso por el cual un átomo o molécula pierde o gana electrones, con lo que adquiere una carga eléctrica neta, transformándose en un ión. Efecto de romper el equilibrio eléctrico del átomo produciendo iones.

Isótopo: Elemento generalmente inestable, con igual número atómico pero distinto peso atómico, por tener algún neutrón extra.

Kinesiología: Estudio de las respuestas cinestésicas o movimientos corporales. Del griego *kines:* movimiento.

Kirliam: Autor de un método de fotografiar la energía vital o campo bioplasmático. Cámara y efecto que se produce en la kirliografía o electrografía.

Magnetómetro: Instrumento medidor de campos magnéticos.

Meteoropatías: Patologías o trastornos producidos por factores meteorológicos.

Melatonina: Hormona secretada por la glándula pineal de los vertebrados, que estimula el sistema inmunitario y controla los ciclos sueño-vigilia.

Megalito: Monumento prehistórico realizado con piedras de grandes dimensiones. Del griego *mega:* grande y *litos:* piedra.

Mutágeno: Agente capaz de aumentar la frecuencia de las mutaciones genéticas por encima de la tasa espontánea. Produce cambios genéticos por alteración de la estructura del ADN.

Piezoeléctrico: Producción de electricidad mediante altas presiones.

Pecoreo: Labor de recolección de néctar y polen por las abejas.

Petroglifo: Piedra antigua con signos grabados.

Rabdomancia: Adivinación por la varilla. Del griego *rhabdos:* vara y *manteia:* adivinación.

Radiación cósmica: Electrones, protones y núcleos de átomos, principalmente de hidrógeno, que inciden sobre la Tierra desde todas las direcciones del espacio estelar, con velocidad cercana a la de la luz.

Radiación telúrica: Neutrones, radiación gamma, microondas y otras frecuencias emitidas por el subsuelo, especialmente intensas en las anomalías geofísicas.

Radiestesia: Literalmente, capacidad de percepción de las radiaciones. Del latín *radius:* rayo o energía y *stessos:* sensibilidad o percepción. Habilidad del zahorí para detectar agua, objetos o minerales. También llamada biolocación, o localización por medios biológicos.

Radiactividad: Actividad radiante de algunos materiales, como el radio o el uranio, descubierta por Marie y Pierre Curie.

Resonancia: Amplificación de una vibración por superposición de frecuencias armónicas.

Sinergia: Amplificación no lineal de efectos por varias causas concurrentes.

Tecnopatías: Patologías por causas tecnológicas.

Tectónico: Referente u originado por los movimientos de la corteza terrestre.

Telúrico: Geológico o terrestre. Del latín *tellus:* tierra.

Tuareg: Pueblo nómada del Sáhara de raza bereber, famosos por su capacidad telepática, expertos navegantes de las arenas.

Zona neutra: Área interior de la red Hartmann. Zona libre de alteraciones geopáticas.

■ Apéndice

Unidades de medida

A:	Amperio (Ampere).	Intensidad de corriente eléctrica. SI[1].
C:	Culombio (Coulomb).	Cantidad de electricidad. Carga eléctrica. SI.
A/h:	Amperio/hora.	Cantidad de electricidad.
V:	Voltio (Volt).	Diferencia de potencial. Tensión eléctrica. SI.
W:	Watio (Watt).	Potencia eléctrica. Flujo energético. SI.
Ω:	Ohmio (Ohm).	Resistencia eléctrica. SI.
V/m:	Voltio/metro.	Intensidad de campo eléctrico. SI.
A/m:	Amperio/metro.	Intensidad de campo magnético. SI.
G:	Gauss.	Inducción magnética. Sistema Cegesimal.
T:	Tesla.	Inducción magnética. SI.
Wb:	Weber.	Flujo de inducción magnética. SI.
Hz:	Herzio (Hertz).	Frecuencia de onda. SI.
J:	Julio (Joule).	Energía. Trabajo. Cantidad de calor. SI.
Wh:	Watio-hora.	Energía. Trabajo. Cantidad de calor.
eV:	Electrón-voltio.	Energía.
W/cm^2:	Watio/centímetro cuadrado.	Intensidad de radiación.
Sv:	Sievert.	Equivalente de dosis radiactiva. SI.
Rem:	Rem.	Equivalente de dosis radiactiva.

Submúltiplos frecuentes

mG:	mili Gauss	= 1/1.000 G.
mT:	miliTesla	= 1/1.000 T.
µT:	microTesla	= 1/1.000.000 T.
nT:	nanoTesla	= 1/1.000.000.000 T.
mRem:	miliRem	= 1/1.000 Rem.

(1) Sistema Internacional.

■ Bibliografía

Bibliografía recomendada

••• *El gran libro de la casa sana.*
Salud del hábitat, geobiología y bioconstrucción.
Mariano Bueno.
Ed. Martínez Roca. Barcelona. 1991.
••• *Pirámides catedrales y monasterios.*
Blanche Merz.
Ed. Martínez Roca. Barcelona. 1987.
•• *Geobiología, medicina del hábitat.*
Raúl de la Rosa.
Colección Terapión. Valencia. 1994.
•• *Estrés de Alta Tensión.*
Carlos M. Requejo.
Didaco. Barcelona. 1998.
•• *La ciencia china del Feng'Shui.*
Lam Kam Chuen.
Integral Ed. Barcelona. 1996.

Obras consultadas

- *Estudio geobiológico del Camino de Santiago.*
Carlos M. Requejo. Consejería de Cultura de La Rioja. Logroño. 1988.
- *Vivir en casa sana.*
Mariano Bueno y Bosch. Ed. Martínez Roca. Barcelona. 1992.
- *Contaminación Electromagnética.*
Raúl de la Rosa. Ed. Terapión. Valencia. 1995.
- *Electromagnetismo.*
Pedro Costa Morata. Colegio Ing. Tec. Telecom. Troya Ed. Madrid. 1996.
- *El efecto de los iones.*
Fred Soyka y Alan Edmonds. Edaf. Madrid. 1982.
- *Le rayonnement de la terre, et son influence sur la vie.*
Robert Endrös. Au Signal. Lausanne. 1987.
- *El buen sitio.*
Käthe Bachler. Ed. Medicina Biológica. Kirpal-amar. Colombia. 1984.
- *Votre maison vous-même.*
Remi Alexandre. Albin Michel. París. 1992.
- *Dossier Postgrado de Geobiología y Salud del Habitat. UPC.*
Carlos M. Requejo y otros. Univ. Politécnica de Cataluña. Barcelona.1998.

www.ingramcontent.com/pod-product-compliance
Lightning Source LLC
Chambersburg PA
CBHW020524290526
45786CB00002B/751